乡村生产生活热点解答 **系列**

农村常见疾病防治

你问我答

NONGCUN CHANGJIAN JIBING FANGZHI
NIWEN WODA

白秋菊 编著

中国科学技术出版社

·北　京·

图书在版编目（CIP）数据

农村常见疾病防治你问我答/白秋菊编著.—北京：
中国科学技术出版社，2018.3（2020.12重印）

ISBN 978-7-5046-7887-4

Ⅰ.①农…　Ⅱ.①白…　Ⅲ.①常见病—防治　Ⅳ.①R4

中国版本图书馆 CIP 数据核字（2018）第 001621 号

策划编辑	张　金
责任编辑	王双双
装帧设计	中文天地
责任校对	焦　宁
责任印制	徐　飞

出　　版	中国科学技术出版社
发　　行	中国科学技术出版社有限公司发行部
地　　址	北京市海淀区中关村南大街16号
邮　　编	100081
发行电话	010-62173865
传　　真	010-62173081
网　　址	http://www.cspbooks.com.cn

开　　本	889mm×1194mm　1/32
字　　数	111千字
印　　张	4.75
版　　次	2018年3月第1版
印　　次	2020年12月第2次印刷
印　　刷	北京中科印刷有限公司
书　　号	ISBN 978-7-5046-7887-4 / R·2207
定　　价	19.00元

乡村生产生活热点解答系列
编委会

主 任
刘 芳

副主任
刘 柳　刘笑冰

委员（按姓氏笔画排序）

王惠惠　白秋菊　刘 芳　刘 柳

刘笑冰　严继超　李瑞芬　杨博琼

肖红波　何 伟　陈跃雪　赵晓萌

赵海燕　桂 琳　徐广才　高文海

黄映晖　黄 雷　曹 暕　董景山

目录 | Contents

人体的构成

一

（一）概　述

你了解自己的机体吗？人体是个奥妙神奇的构成体，像一棵大树，由树根、树干、分支、树叶、树皮、汁液等形成；又像一栋房子，由骨骼、肌肉、肌腱支撑起框架，室内由心脏、肝、脾、肺、肾、血管、神经等做填充。归纳起来由以下几大系统构成：运动系统、循环系统、呼吸系统、消化系统、泌尿系统、生殖系统、神经系统及内分泌腺、感觉器等。了解自己的机体有助于理解与判断疾病。

（二）人体九大系统分述

Q1 运动系统包括什么？

运动系统包括骨骼（图 1-1）、肌肉（图 1-2）。人体内共有骨 206 块，各骨之间借韧带或软骨等连接起来形成骨骼，构成人体的支架；同时保护身体内的重要器官；在神经支配下肌肉收缩牵动骨骼进行运动。骨骼可分为颅骨、四肢骨及躯干骨。

颅骨：脑颅 8 块；面颅 15 块；听骨 6 块。

四肢骨：上肢骨 64 块；下肢骨 62 块。

躯干骨：脊椎骨 26 块；肋骨 24 块；胸骨 1 块。

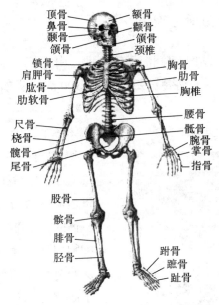

顶骨　额骨
鼻骨　颧骨
颞骨　颌骨
颌骨　颈椎

锁骨　胸骨
肩胛骨　肋骨
肱骨　胸椎
肋软骨

腰骨
尺骨　骶骨
桡骨　腕骨
髋骨　掌骨
尾骨　指骨

股骨
髌骨
腓骨
胫骨

跗骨
蹠骨
趾骨

图1-1　骨　骼

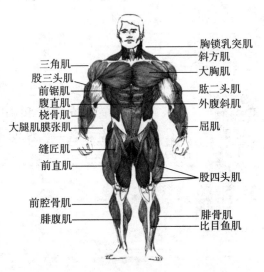

胸锁乳突肌
斜方肌
三角肌　大胸肌
股三头肌
前锯肌　肱二头肌
腹直肌　外腹斜肌
桡骨肌
大腿肌膜张肌　屈肌

缝匠肌
前直肌
股四头肌

前腔骨肌
腓腹肌　腓骨肌
比目鱼肌

图1-2　肌　肉

3

Q2 循环系统由哪些组成？

循环系统犹如江河湖海灌输大地，由心脏、血管、淋巴管等组成（图1-3）。心脏每分钟跳60～100次，犹如水泵，每收缩一次，将血液通过血管泵入到身体各个部分，为机体提供氧气和营养。

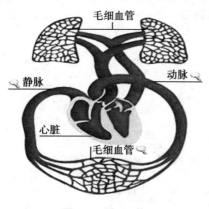

图1-3　循环系统

血管的分工不同。动脉负责运输富含氧气的血液，到达机体的各个部位；静脉负责将细胞用过的含氧低或脱氧血液从小静脉运输回大静脉（上、下腔静脉），运回右心，再通过肺循环补充氧气。

Q3 呼吸系统包括什么？

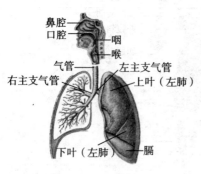

图1-4　呼吸系统

呼吸系统包括鼻、咽、喉、气管、支气管和肺（图1-4）。肺左右各一，像两个气球，通过肺泡与血液进行气体交换。

Q4 消化系统包括什么？

机体需要的营养要通过消化系统加工各种食物完成。消化系统包括消化管和消化腺两大部分。消化管是一条连续的肌性管道，包括口腔、咽、食管、胃、小肠和大肠。消化腺由唾液腺、肝、胰及消化管壁内的无数小消化腺组成（图1-5）。

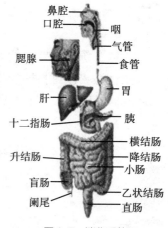

图1-5 消化系统

Q5 泌尿系统由哪些组成？

泌尿系统由肾脏、输尿管、膀胱和尿道组成（图1-6），主要功能犹如下水管，即排出尿液。

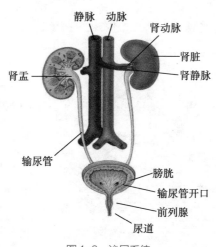

图1-6 泌尿系统

Q6 **生殖系统的功能是什么？**

生殖系统的主要功能为产生生殖细胞，繁殖后代，延续种族和分泌性激素以维持性的特征。生殖系统根据性别分为男性生殖器和女性生殖器（图1-7）。

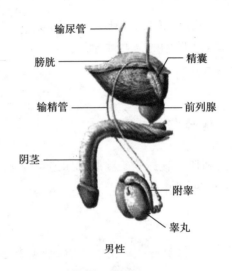

男性

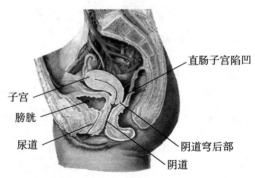

女性

图1-7　生殖系统

Q7 神经系统由哪些组成?

神经系统是机体的高级司令部,起主导作用。一方面它控制与调节各器官、系统的活动,使人体成为一个统一的整体;另一方面通过神经系统的分析与综合,使机体对环境变化的刺激做出相应的反应,达到机体与环境的统一。

神经系统分为中枢神经系统和周围神经系统两大部分。中枢神经系统指脊髓和脑(包括大脑、小脑、间脑、脑干),而周围神经系统是指 12 对脑神经和脊髓发出的脊神经。中枢神经系统对外界的信息具有整合和处理的作用,而周围神经系统则是将信息传入和传出(图 1-8)。

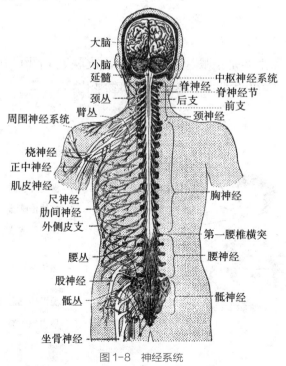

图 1-8　神经系统

Q8 什么是内分泌腺？

内分泌腺对人体生长发育、机能活动、新陈代谢起着复杂而又十分重要的调节作用。内分泌腺是没有分泌管的腺体，它们所分泌的物质（称为激素）直接进入周围的血管和淋巴管中，再分布到全身，担负着各自职能（图1-9）。

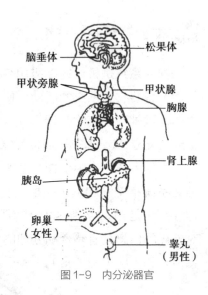

图1-9 内分泌器官

Q9 感觉器由哪些组成？

感觉器主要是指眼、耳、鼻、舌、皮肤等（图1-10），使人体与外界环境发生联系，感知周围事物变化。

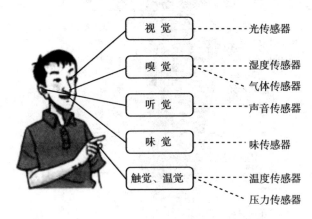

图1-10 感觉器

农村常见内科疾病

二

（一）急性上呼吸道感染

Q1 什么是上呼吸道感染？

上呼吸道感染是鼻腔至喉部之间的急性炎症的总称（从解剖上定义），是最常见的呼吸道感染性疾病。

Q2 上呼吸道感染发病有规律吗？

该病 90% 左右由病毒引起，细菌感染常继发于病毒感染之后。该病任何季节、任何年龄均可发病，通过飞沫或经污染的用具进行传播。常于机体抵抗力降低或季节变换时发病，如受寒、劳累、淋雨等情况，病毒、细菌迅速生长繁殖，导致感染。

Q3 上呼吸道感染的临床症状有哪些？

临床症状：起病急，以局部症状为主，常见流涕、鼻塞、打喷嚏、咽痒、咽痛、咳嗽、声嘶，重者乏力、头痛、周身酸痛、食欲缺乏、发热，甚至高热。查体没有特别异常，仅鼻黏膜及咽部黏膜充血、水肿、有分泌物等，或扁桃体肿大。肺听诊无异常。

Q4 发生上呼吸道感染后可以不用药吗？

症状轻者可不用药，有自限性，一般 5 ~ 7 天痊愈。多休息，多饮水，忌烟，保持空气流通及退热、止咳，对症处理。但如果病情发展，会继发支气管炎、肺炎、副鼻窦炎，少数人可并发急性心肌炎、肾炎、风湿热等。

（二）急性气管炎

Q5 急性气管炎是怎么引起的？

急性气管炎是由病毒或细菌感染、物理或化学性刺激、过敏因素等对气管黏膜造成的急性炎症。当机体抵抗力低，如过度劳累、受凉、寒冷季节或气候骤变时出现的疾病。

Q6 急性气管炎有哪些症状？

早期是上呼吸道感染的症状。咳嗽开始不重，呈刺激性，痰少。1～2天后咳嗽加剧，痰由黏液转为黏液脓性痰。晨起、睡觉体位改变，吸入冷空气或体力活动后，有阵发性咳嗽。有时甚至终日咳嗽。咳嗽剧烈时可伴发恶心、呕吐或胸腹肌痛。当伴发支气管痉挛时，可有哮鸣和气急。咳嗽可延续数周。

Q7 发生急性气管炎后，到医院检查都有什么表现？

X线胸片无异常或仅有肺纹理增粗。病毒感染者血淋巴细胞可增加，细菌感染时白细胞总数和中性粒细胞数升高。黏液分泌物在较大支气管时，可有粗的干性啰音，咳嗽后消失。水样分泌物积留在小支气管时，可在肺部听到湿性啰音。

Q8 如何预防急性气管炎的发生？

为避免发生急性气管炎，应采取以下措施。

①加强体质和耐寒锻炼，坚持冷水洗脸，提高机体抵抗力。

②出现咳嗽、咳痰症状要及早就诊，早诊断早治疗。

③防寒保暖，预防感冒发生。

④多休息，多喝水，少食用油腻食物。

⑤保持室内适宜的温度、湿度，注意空气流通。

⑥戒烟，防尘，防烟雾、粉尘和刺激性气体。

⑦积极治疗上呼吸道感染导致的如鼻旁窦炎、扁桃腺炎、齿槽溢脓等，防止感染性分泌物吸入下呼吸道。

（三）慢性支气管炎

Q9 怎么理解慢性支气管炎？

慢性支气管炎是由感染或非感染因素引起的气管、支气管黏膜及其周围组织的慢性非特异性炎症。如果连续 2 年以上，每年有持续 3 个月以上的咳嗽、咳痰或气喘等症状即可诊断。早期症状轻微，多在冬季发作，春暖后缓解；晚期炎症加重，症状长年存在，不分季节。同时，慢性支气管炎会并发阻塞性肺气肿、肺源性心脏病，严重影响劳动和健康。

Q10 慢性支气管炎的常见病因有哪些?

（1）**大气污染** 化学气体如氯气、一氧化氮、二氧化硫等，其他粉尘如二氧化硅、煤尘、棉屑、蔗尘等也刺激支气管黏膜，并引起肺纤维组织增生，使肺的清除功能遭受损害，为细菌入侵创造条件。

（2）**吸烟** 吸烟是最主要的发病因素，能使支气管上皮纤毛变短、不规则，纤毛运动发生障碍，降低局部抵抗力，削弱肺泡吞噬细胞的吞噬、灭菌作用，又能引起支气管痉挛，增加气道阻力。

（3）**感染** 感染是另一个重要因素。病毒对本病的发生和发展起重要作用。

（4）**过敏因素** 过敏因素与发病有一定关系。变态（过敏）反应使支气管收缩或痉挛、组织损害和炎症反应。

（5）**机体本身因素** 处在同样环境中的人并非人人患病，说明发病有个体差异。

（6）**自主神经功能失调** 副交感神经功能亢进，出现气道高反应性，是慢性支气管炎喘息型的内因。

（7）**呼吸道防御功能下降** 老年人生理功能老化，局部防御功能减弱，受到外界刺激时容易引起病变。

（8）**营养因素** 营养不良可引起机体抵抗力下降。同等条件下，营养不良者易患慢性支气管炎。

（9）**遗传因素** 遗传可能在慢性支气管炎发病中起一定的作用。

Q11 慢性支气管炎的临床症状有哪些?

该病根据临床表现分为单纯型与喘息型。前者主要表现为反复咳嗽、咳痰;后者除咳嗽、咳痰外,还有喘息症状,并伴有哮鸣音。

根据病程可将该病分为 3 期:①急性发作期指在 1 周内出现脓性或黏液脓性痰,痰量明显增加,或伴有发热等炎症表现,或 1 周内"咳""痰""喘"任何一项症状显著加剧,或重症病人症状明显加重。②慢性迁延期指有不同程度的"咳""痰""喘"症状,迁延到 1 个月以上。③缓解期是经治疗或自然缓解,症状基本消失或偶有轻微咳嗽和少量痰液,保持 2 个月以上。

Q12 如何治疗慢性支气管炎?

治疗此病可以中西医结合,并根据上述临床症状分期治疗。急性发作期及慢性迁延期以抗感染治疗、镇咳、祛痰、解痉平喘为主。缓解期以增强体质、提高抵抗力和预防复发为主。

(四)支气管哮喘

Q13 支气管哮喘和气管炎的喘息是一样的吗?

两者不一样。支气管哮喘(简称哮喘)的主要表现是发作性的喘息、气急、胸闷或咳嗽等症状,主要是多种细胞及细胞组分参与的气道慢性炎症性疾病。气道高反应性是指气道对正常不引起或仅引起轻度应答反应的非抗原性刺激物出现过度的气道炎症反应。气道高反应性是哮喘的重要特征之一，气道炎症是导致气道高反应性最重要的机制之一。哮喘通常出现广泛而多变的可逆性气流受限，多在夜间和（或）清晨发作、加剧，有的自行缓解或经治疗缓解。

Q14 哮喘都有哪些症状？

哮喘发作前如有呼吸道感染、吸入花粉或刺激性气体（包括冷空气和大气污染）、服用某些药物，以及运动、情绪因素诱发等可出现鼻塞、喷嚏、眼痒、肩胛骨间不适、干咳、莫名的恐惧感等症状。

典型表现：喘息和呼吸困难是哮喘的典型体征，是诊断哮喘的主要依据。该病发作较突然，表现为吸气时间短，呼气时间长，患者感到呼气费力，也有的呼气和吸气都费力；烦躁不安，继而干咳，咳黏液脓痰，是刺激性咳嗽。重症者出现意识障碍、大汗、心悸、呼吸衰竭或窒息死亡。

非典型表现：如咳嗽变异性哮喘。无明显诱因咳嗽 2 个月以上，于夜间及凌晨发作，遇冷空气或运动后加重。

Q15 哮喘的治疗要点是什么？

哮喘的治疗要点一般包括：①原则上尽量控制哮喘症状至最轻，乃至无症状，包括夜间无症状。哮喘发作次数减至最少，甚至不发作。② β_2 受体激动剂等药物用量减至最少，乃至不用。副作用最少，甚至不出现。③正常活动不受限制，与正常人一样工作、生活、学习。

哮喘急性发作期治疗要点：①卧床休息、静养。吸氧 4～6 升／分钟；适量补液；呼吸道感染者正确选用抗生素。②控制哮喘。$β_2$ 受体激动剂是首选药物；还可用抗胆碱药物、茶碱类药物、肾上腺皮质激素等。③机械通气。适应证者选用机械通气。

哮喘长期治疗时，要根据病情轻重酌情选择合适的治疗方案，并及时进行调整。

（五）原发性高血压

Q16 什么是血压？

血压是指血液在血管内流动时，对血管壁产生的单位面积侧压。血管内的血液，犹如自来水管里的水。水对水管的压力，犹如血液对血管壁的压力。水的压力取决于水塔里水容量的多少和水管面积的大小。水塔里的水越多，水对水管的压力就越大；反之，水塔里的水逐渐减少，水对水管的压力也减小。血压也是如此，当血管扩张时，血压下降；血管收缩时，血压升高。收缩压是指心脏在收缩时，血液对血管壁的侧压力；舒张压是指心脏在舒张时，血液对血管壁的侧压力。

Q17 血压是怎样形成的？

循环血液之所以能从心脏搏出，自大动脉依次流向小动脉、毛细血管，再由小静脉、大静脉返流入心脏，是因为血管之间存在着递减性血压差。要保持一定的血压，需要有 3 个基本因素。

①心室收缩射血所产生的动力和血液在血管内流动所受到的阻力间的相互作用。当心室收缩射血时，血液对血管壁产生了侧压力，这是动脉压力的直接来源。如果心脏停止了跳动，也就不能形成血压。

②必须有足够的循环血量。足够的循环血容量是形成血压的重要因素。如果循环血量不足，血管壁处于塌陷状态，便失去形成血压的基础。如我们通常所说的失血性休克，就是血容量不足导致的血压降低。

③大血管壁的弹性。正常情况下，大动脉有弹性回缩作用。在心室收缩射血过程中，由于外周阻力的存在，大动脉内的血液不可能迅速流走，在血液压力的作用下，大动脉壁的弹力纤维被拉长，管腔扩大，心脏收缩时所释放的能量，一部分由动能转化成位能，暂时储存在大动脉壁上。当心脏舒张时，射血停止，血压下降，于是大动脉壁原被拉长的纤维发生回缩，管腔变小，位能又转化为动能，推动血液流动，维持血液对血管壁的侧压力。

Q18 血压值怎么表示？

血压通常以毫米汞柱（mmHg）表示。医生记录血压时，如为 120/80 毫米汞柱，则 120 毫米汞柱为收缩压，即高压；80 毫米汞柱为舒张压，即低压。

Q19 测量血压时需要注意哪些事项？

测量血压时需注意以下 3 点。

①最佳测量时间。量血压的最佳时间为早晨起床后 1 小时内，或者晚上就寝之前；在每天的同一时间测量。

②正确的测量方法。臂式和腕式电子血压计的测量方法见图 2-1、图 2-2。测量时保持安静，将手臂自然伸展平放于桌面，注意绑带跟心脏保持同一水平。

③测量前至少休息 5 分钟，要在放松状态下，安静不动地测量。在 20℃左右的温度下测量。

脱去被测手臂上较厚的衣物，裸露上臂或只留较薄的衣服

正确的测量姿势

· 确认上臂测量位置与心脏处于相同高度，并将前臂自然伸展，掌心向上平放于桌面
· 确认橡胶管无扭曲或打折
· 运动后、饭后、情绪激动情况下不宜进行测量

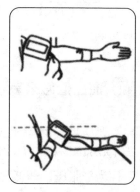

臂带的佩戴方式

· 将臂带套入左上臂，使橡胶管放在前臂一侧
· 将臂带固定在距离肘关节 2 ~ 3 厘米处，橡胶管位于手臂内侧

图 2-1　臂式电子血压计血压测量方法

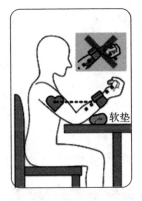

正确的测量姿势

· 确认手腕测量位置与心脏处于相同高度，并将胳膊肘放在桌面上

· 确认橡胶管无扭曲或打折

· 运动后、饭后、情绪激动情况下不宜进行测量

软垫

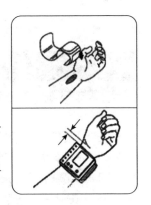

腕带的佩戴方式

· 将手心朝上，跟本机显示屏同向。每次都在手腕同一位置测量

· 将腕带边缘固定在距离手掌最下端 2～3 厘米处。将血压计置于手腕中央。将腕带缠紧，跟手腕之间无间隙

图 2-2　腕式电子血压计血压测量方法

Q20 引起血压变化的常见因素有哪些？

引起血压变化的因素：运动、精神状态、情感、饮食、饮酒、排尿、排便、会话、环境变化、温度变化、吸烟等。工作时血压最高，下午和晚上逐渐降低，睡眠时血压较低，起床后逐渐升高。

在家里测量的血压值可能比医院、医疗机构测量的值低。这是因为在医院容易紧张，而在家中比较放松。了解在家中安定状态下的血压值很重要。

手腕的血压值可能与上臂的血压值有差异。手腕的血压测量值因测量位置、血管粗细等而有差异，与上臂的测量值可能稍有差别。大多数情况下，健康人的最高血压、最低血压均有正负约10毫米汞柱的差异。

Q21 血压数值多少是正常？

我国采用的血压分类见表2-1。

表2-1 血压的分类和定义

类 别	收缩压（毫米汞柱）		舒张压（毫米汞柱）
正常血压	< 120	和	< 80
正常高值	120 ~ 139	和（或）	80 ~ 89
1级（轻度）高血压	140 ~ 159	和（或）	90 ~ 99
2级（中度）高血压	160 ~ 179	和（或）	100 ~ 109
3级（重度）高血压	≥ 180	和（或）	≥ 110
单纯收缩期高血压	≥ 140	和	< 90

Q22 是不是血压值只要高于正常值就能诊断为高血压？

错。诊断高血压时，必须多次测量血压，至少有连续两次收缩压均值在140毫米汞柱和舒张压均值在90毫米汞柱或以上才能确诊为高血压。仅一次血压升高者尚不能确诊，需进一步观察。

高血压的发病率在全世界（也包括中国）还在不断升高，是最大的流行病之一，常引起心、脑、肾等脏器的并发症，严重危害着人类的健康。随着生活水平的提高，农村高血压患病率也在升高。因此提高对高血压病的认识，对早期预防、及时治疗有极其重要的意义。高血压的发生既有先天因素的作用，又受后天环境的影响。

Q23 哪些人容易患高血压?

有以下缺陷或危险因素的人容易患高血压。

（1）**有高血压家族史**　人们早已观察到高血压发病的遗传因素或家族关系。

（2）**肥胖**　体重超标是发生高血压的危险因素。肥胖与高血压的关系不仅取决于总体重，还与脂肪的分布有关，大腹便便的中心型肥胖者，患高血压的风险更高。而肥胖的高血压患者，体重若减 10 千克可使其收缩压下降 5 ~ 20 毫米汞柱。

（3）**偏好咸食及大量饮酒等**　如将食盐的日摄入量减至 6 克，可使收缩压下降 2 ~ 8 毫米汞柱。饮酒，特别是长时间、较大量的饮酒也是发生高血压的危险因素。而限制饮酒后可使收缩压下降 2 ~ 4 毫米汞柱。

（4）**运动少**　长期坚持体育运动有利于保持正常血压。规律地参加有氧运动，如快步走，每周 4 次，每次 30 分钟以上，可使收缩压下降 4 ~ 9 毫米汞柱。

（5）**紧张**　包括工作紧张和精神紧张。如脑力劳动者、司机、三班倒的工人及由于种种原因常常处于紧张、焦虑、不安、异常兴奋及心理不平衡的人，高血压患病率较高。

（6）**饮食不合理**　"病从口入"的原则对高血压也同样适用。饮食过量、高热量饮食，如动物脂肪摄入过多，其所导致的结果往往就是体重超重、肥胖，表现为赘肉丛生、大腹便便。易于升血压的饮食成分摄入过多，如盐、酒等，而利于降血压的饮食成分又摄入不足，如优质蛋白质、钾、钙、镁及其他微量元素。

（7）**高龄**　一般来说，年龄越大，高血压的患病率越高。在 65 岁以上的人群中，高血压患病率可达 50% 以上。

（8）糖尿病 包括有糖耐量减低或糖尿病患者。在糖尿病患者中高血压患病率可达 20%～40%，病人体内胰岛素水平升高和糖尿病引起的肾损害，是高血压的重要原因之一。

（9）吸烟 吸烟不仅可影响血压，还会和高血压协同而增加病人患心、脑血管病的风险，同时还可减弱降血压药物的作用。

此外，社会心理因素、文化水平、经济水平等，对血压的升降也有影响。

Q24 如何治疗高血压？

治疗该病要根据病情合理使用降血压药物，使血压保持在正常或接近正常水平，对减轻症状、延缓病情进展及防止脑血管意外、心力衰竭和肾功能衰竭等并发症都有作用。

降压药物种类很多，各有其特点，目前趋向于作用持久、服用次数减少的长效制剂或剂型，以方便病人服用。①利尿降压剂：氢氯噻嗪、引达帕胺、阿米洛利等。②中枢神经和交感神经抑制剂：利舍平、降压灵、盐酸可乐定。③β受体阻滞剂：普萘洛尔、阿替洛尔、美托洛尔等。④酶抑制剂：血管紧张素转换酶抑制剂，如卡托普利、依那普利等。⑤钙离子拮抗剂：硝苯地平、氨氯地平等。⑥ARB：缬沙坦、伊贝沙坦、氯沙坦等。

Q25 不吃药可以调整血压吗？

很多高血压患者不愿服药，尤其是症状不明显且血压值不是特高的患者，此类患者若结合康复医疗也能很好地降低血压、减轻症状、稳定疗效。康复医疗有助于改善心血管功能及血脂代谢，防治血管硬化，减少脑、心、肾并发症。作用途径有功能调整与锻炼两个方面。

（1）**气功疗法**　以松静功为主，其要领是"体松、心静、气沉"。体质较佳者可练站桩功，较差者宜坐位练功。

（2）**太极拳**　此为低强度持续性运动，可扩张周围血管，给心脏以温和的锻炼。太极拳动中取静，要求肌肉放松，"气沉丹田"，有类似气功的作用。

（3）**步行**　在良好环境下散步或以常速步行 15 ～ 30 分钟，有助于降血压及改善心血管和代谢功能。

（4）**医疗体操**　练习太极拳有困难者可练习舒展放松、配合呼吸的体操，可采用太极拳的模拟动作，分节进行。

（5）**按摩或自我按摩**　按揉风池穴、太阳穴及耳穴，抹额及掐内关、神门、合谷、足三里，可助降血压和消除症状。

（6）**其他**　某些药物的离子导入、脉冲超短波或短波治疗及磁疗都可用来作为镇静及降血压的辅助治疗。

（六）冠心病

Q26 冠心病是怎么形成的？

若脂质代谢异常，血液中的脂质沉着在原本光滑的动脉内膜上，类似粥样的脂类物质堆积在动脉内膜而成白色斑块（称为动脉粥样硬化），其渐渐增多造成动脉腔狭窄，使血流受阻，导致心脏缺血，产生心绞痛。如果动脉壁上的斑块形成溃疡或破裂，就会形成血栓，使整个血管血流完全中断，发生急性心肌梗死，甚至猝死。冠心病的少见机制是冠状动脉（图2-3）痉挛（血管可以没有粥样硬化），发生变异性心绞痛。如果痉挛超过30分钟，也会导致急性心肌梗死（甚至猝死）。

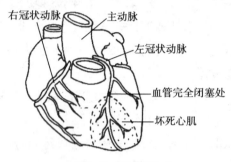

右冠状动脉　主动脉　左冠状动脉　血管完全闭塞处　坏死心肌

图2-3　冠状动脉

Q27 冠心病有哪些临床类型？

根据病变部位、范围、血管阻塞程度和心肌缺血的发展速度、范围和程度，该病可分为5种临床类型。

（1）**无症状心肌缺血型**　又称隐匿型，患者有冠状动脉硬化，但病变较轻或有较好的侧支循环，或患者痛阈较高因而无疼痛症状。

（2）**心绞痛型**　在冠状动脉狭窄的基础上，由于心肌负荷的增加引起心肌急剧的、短暂的缺血与缺氧的临床综合征。

（3）**心肌梗死型**　在冠状动脉病变的基础上，发生冠状动脉供血急剧减少或中断，使相应的心肌严重而持久的急性缺血，从而导致心肌坏死。

（4）**缺血性心肌病型**　心脏增大、心力衰竭和心律失常，心肌的血供长期不足，心肌组织发生营养障碍和萎缩，或大面积心肌梗死后，以致纤维组织增生所致。

（5）猝死型　患者心脏骤停的发生是由于在动脉粥样硬化的基础上，发生冠状动脉痉挛或栓塞，导致心肌急性缺血，造成局部生理紊乱，引起暂时的严重心律失常。

Q28 哪些人容易患冠心病？

以下 3 类人群为冠心病的易发群体。

①45 岁以上的男性，55 岁以上或者绝经后的女性。

②父兄在 55 岁以前，母亲/姐妹在 65 岁前死于心脏病。

③低密度脂蛋白胆固醇（LDL-C）过高、高密度脂蛋白胆固醇（HDL-C）过低的人群和伴有高血压、糖尿病、吸烟、超重、肥胖、痛风、不运动等情况的人群。

Q29 冠心病的典型症状是什么？

冠心病的诊断主要靠临床症状。当一个具有冠心病发病基础（年龄较大，多重危险因素）的患者出现具有下列特征的胸痛时，要高度怀疑患有冠心病。①疼痛部位：胸骨后；②性质：压榨性、烧灼样；③持续时间：1 ~ 5 分钟，不超过 15 分钟；④诱因：劳累、寒冷或饱餐；⑤缓解方式：休息、舌下含化硝酸甘油片 1 ~ 3 分钟。

Q30 冠心病需要做哪些辅助检查确诊？

（1）普通心电图　当出现心绞痛症状时，发生暂时的 T 波倒置，或 ST 段压低（下移）；当症状消失后（经过休息或含化硝酸甘油片），心电图恢复正常。当然，少数情况下发生较严重的缺血（如时间超过 15 分钟），心电图异常可以持续较长时间（数天）。但心电图正常也不能排除冠心病的诊断。如果病人没有明显的症状，而心电图长期异常（多数为 T 波倒置，或伴 ST 段压低），多数不是冠心病，可能为心肌病、高血压性心脏病。有些人心电图 T 波倒置 30 多年，也没有发现什么器质性的心脏疾病。一些基层医院，把体检发现的心电图的轻微异常（T 波的低平或倒置）诊断为"心肌缺血"。如果这些所谓的异常与胸痛、胸闷症状没有关联，一般没有临床意义。

（2）**平板运动试验（心电图运动试验）** 此方法诊断冠心病的准确性在 70% 左右。但运动试验有一定风险，如急性心肌梗死、不稳定性心绞痛、没有控制的高血压、心力衰竭、急性心肺疾病等属于运动试验的绝对禁忌证。

（3）**心肌核素灌注扫描（核医学）** 此方法诊断冠心病（心绞痛）的准确性也是 70% 左右，但确诊心肌梗死的准确性接近100%。

（4）**冠状动脉 CTA** 此方法诊断冠心病的准确性达 90% 以上，可以检测出其他检查无法发现的早期动脉硬化症。

（5）**动态心电图（Holter）** 记录各种心律失常和病人在 24 小时内各状态下所出现的有或无症状性心肌缺血，尤其是对早期冠心病有较高的检出率。

（6）**超声心动图** 此方法是诊断心脏疾病极其有价值的一项检查，可确诊或排除多种器质性心脏病（先心病、风心病、心肌病）。

①**冠心病心绞痛** 绝大多数病人超声心动图是正常的。

②**急性心肌梗死、陈旧性心肌梗死** 有明确的室壁运动异常，超声心动图可以确诊这两类疾病。

Q31 冠心病的主要治疗方法有哪些？

（1）药物治疗

①硝酸酯类　如硝酸甘油、异山梨酯、欣康、长效心痛治。

②他汀类降血脂药　如立普妥、辛伐他汀等，可延缓或阻止动脉硬化进展。

③抗血小板制剂　阿司匹林，每日 100～300 毫克，终身服用。过敏时可服用波立维等。

④β受体阻滞剂　常用的有美托洛尔、阿替乐尔、康可。

⑤钙通道阻滞剂　冠状动脉痉挛病人的首选药物，如合心爽、拜心同等。

（2）**手术治疗（冠状动脉搭桥术）**　冠状动脉搭桥术是从患者自身其他部位取一段血管，然后将其分别接在狭窄或堵塞了的冠状动脉的两端，使血流可以通过"桥"绕道而行，从而使缺血的心肌得到氧气供应，而缓解心肌缺血的症状。此方法属心脏外科手术，主要用于不适合支架术的严重冠心病患者。

（3）**介入治疗**　经皮冠状动脉介入治疗（PCI），即支架术。介入治疗不是外科手术而是一种心脏导管技术，具体来说是通过大腿根部的股动脉或手腕上的桡动脉，经过血管穿刺把支架或其他器械放入冠状动脉里面，达到解除冠状动脉狭窄的目的。介入治疗的创伤小，效果确切，风险小。

Q32 冠心病的急救措施是什么？

急救措施：休息和舌下含化硝酸甘油片。一旦发生了心绞痛的症状，要立即休息，同时要舌下含化 1 片硝酸甘油片，一般经休息或含化硝酸甘油片，通常 1～2 分钟心绞痛就可以缓解。如果是初次发生了心绞痛，无论药物能否缓解，均需尽快到医院去就医，因为初次发生心绞痛，有发生心肌梗死的危险性。

Q33 如何预防冠心病？

用药预防也是冠心病疾病管理中的一部分，主要指冠心病二级预防。所谓二级预防，指对有明确冠心病的患者（包括支架术后和搭桥术后），进行药物和非药物干预，来延缓或阻止动脉硬化的进展，总结为以下 5 个方面。

①血管紧张素转换酶抑制剂与阿司匹林。阿司匹林的作用是抗血小板聚集，服用阿司匹林的患者，心血管病发生率和死亡率均显著下降。

②β受体阻滞剂与控制血压。

③戒烟、戒酒与降胆固醇。

④合理饮食与控制糖尿病。

⑤运动与教育，起居有常，身心愉快。

Q34 心肌梗死容易导致什么后果？

心肌梗死的后果：①乳头肌功能失调或断裂；②二尖瓣乳头肌因缺血、坏死等使收缩功能发生障碍，造成不同程度的二尖瓣脱垂并关闭不全；③心脏破裂；④常在心肌梗死 1 周内出现，多为心室游离壁破裂，造成心包积血引起急性心脏压塞而猝死；⑤栓塞；⑥左心室附壁血栓脱落所致，引起脑、肾、脾或四肢等动脉栓塞；⑦心室壁瘤；⑧主要见于左心室，体格检查可见左侧心界扩大，心脏搏动范围较广；⑨心肌梗死后综合征：心肌梗死后数周至数月内出现，可反复发生，表现为心包炎、胸膜炎或肺炎，有发热、胸痛等症状，可能为机体对坏死物质的过敏反应。

（七）急性胃炎

Q35 胃炎是细菌感染引起的吗？

胃是人体的主要消化器官，急性胃炎是指由各种原因引起的胃黏膜急性炎症。可分为单纯性、糜烂性、化脓性和腐蚀性。以单纯性最常见。

引起胃炎的原因很多，多见于以下因素。

（1）**物理因素** 过冷、过热的食物和饮料，浓茶、咖啡、烈酒、刺激性调味品、过于粗糙的食物，均可刺激胃黏膜，破坏黏膜屏障。

（2）**化学因素** 药物刺激引起，如阿司匹林、吲哚美辛等。

（3）**细菌及其毒素** 常见致病菌为沙门氏菌、嗜盐菌、致病性大肠杆菌等，常见毒素为金黄色葡萄球菌或肉毒杆菌毒素。进食污染细菌或毒素的食物数小时后即可发生胃炎或合并肠炎，即急性胃肠炎。葡萄球菌及其毒素摄入后发病更快。

（4）**精神、神经因素** 精神、神经功能失调，各种急重症的危急状态，以及机体的变态（过敏）反应均可引起胃黏膜的急性炎症损害。

（5）**胃内异物或胃石、胃区放射治疗** 可作为外源性刺激，导致本病发生；情绪波动、应激状态及体内各种因素引起的变态反应可作为内源性刺激而致病。

Q36 急性胃炎的主要表现有哪些？

早期症状：上腹痛、嗳气、恶心、呕吐、食欲减退。

晚期症状：严重者呕吐物略带血性，脱水、酸中毒或休克等。

相关症状：出现食欲缺乏、嗳气、饱胀不适。伴有急性肠炎者可能出现腹泻、发热、脱水等。

Q37 如何治疗急性胃炎？

（1）卧床休息，口服葡萄糖—电解质液　如果持续呕吐或明显脱水，则需静脉补充 5% 葡萄糖盐水及其他相关电解质。摄入清淡流质或半流质食品，以防止脱水。

（2）对症治疗　必要时可注射止吐药，如肌内注射氯丙嗪；解痉药，如颠茄；止泻药，如十六角蒙脱石。

（3）抗菌　使用胃黏膜保护剂。对于感染性腹泻，可适当选用有针对性的抗生素，如盐酸小檗碱 0.3 克，口服，每日 3 次等。但应防止抗生素滥用。

（4）中药治疗　汤药或中成药。

（八）慢性胃炎

Q38 慢性胃炎有哪些症状？

慢性胃炎是不同病因引起的各种慢性胃黏膜炎性病变，可分为浅表性和萎缩性胃炎，这是最常见的两种。

慢性胃炎的症状主要为食欲减退、上腹部不适或隐痛、嗳气、反酸、恶心、呕吐等，并持续或反复发作。胃体胃炎和胃窦胃炎消化道症状较少，而易发生明显或隐性恶性贫血，出现缺铁性贫血。可有消化道症状，似消化性溃疡，呈周期性、节律性上腹部疼痛，出现黑粪或呕吐咖啡样液，可自动止血。慢性萎缩性胃炎可发展为胃癌，而胃窦胃炎发生胃癌者远较胃体胃炎多见，故这些病人应定期复查。

胃镜检查结合直视下活组织清理检查是诊断慢性胃炎的主要方法。

Q39 治疗慢性胃炎时需要注意什么？

（1）**消除病因**　主要是纠正不良生活习惯，防止暴饮暴食及饮食酒、辛辣刺激食物等；停服对胃刺激的药物；加强身体素质锻炼等。

（2）**抗幽门螺旋菌（HP）**　有效根除 HP 可使胃黏膜慢性活动性炎症得到明显改善，对消化不良症状作用有限。临床有三联或四联疗法。

（3）**对症治疗**　服用镇痛、抗酸、助消化、促动力药物等。

（九）消化道溃疡

Q40 消化道黏膜是如何形成溃疡的？

消化性溃疡是指发生在胃和十二指肠的慢性溃疡，亦可发生于食管下段、胃空肠吻合口周围及含有异位胃黏膜的美克尔（MECKEL）憩室（图 2-4）。

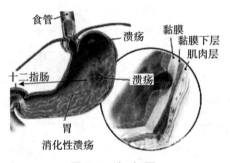

图 2-4 溃疡面

溃疡的形成与胃酸和胃蛋白酶的消化作用有关，故称消化性溃疡。另外，溃疡的形成与幽门螺旋杆菌感染有关。

Q41 消化道溃疡的发病特征是什么？

十二指肠球部溃疡较胃溃疡多见，以青壮年多发，男多于女，老年患者所占比例亦有所增加。胃溃疡患者的平均年龄高于十二指肠球部溃疡患者约 10 年。

Q42 哪些因素容易引起消化道溃疡？

（1）**吸烟** 吸烟是溃疡形成的主要因素。

（2）**遗传** 在胃溃疡中，尤其是男性病人的亲属中，其发病率高于一般人。

（3）**地理环境和气候季节的变化** 秋末春初容易发病。

（4）**饮食** 食物等物理或化学性的刺激及营养不良、暴饮暴食都可诱发。

（5）**情绪** 持续强烈的精神紧张和忧虑、沮丧等情绪，长期过度的脑力劳动，缺乏应有的调节与休息，易使溃疡病情加重。

（6）**药物** 阿司匹林、吲哚美辛、保泰松、糖皮质激素等药物是引起溃疡的原因。阿司匹林是最主要的致溃疡药物。

（7）**某些疾病** 如胃泌素瘤、原发性甲状旁腺功能亢进症、肺气肿、肝硬化、肾功能不全及小肠切除过多的患者易患溃疡病。

Q43 消化道溃疡有哪些临床症状？

（1）**部位** 以中上腹疼痛为主，可偏左或偏右，或在脐上方。胃溃疡或十二指肠球部溃疡，特别是穿透性溃疡疼痛可放射至背部。

（2）**程度和性质** 隐痛、钝痛、灼痛或饥饿样痛，持续性剧痛提示穿孔。

（3）**节律性** 溃疡疼痛与饮食间有明显的相关性和节律性。胃溃疡多于餐后 1 小时内发生，经 1~2 小时后逐渐缓解，直至下餐进食后再出现。十二指肠球部溃疡疼痛好发于两餐之间，疼痛持续不减直至下餐进食或服用药物后缓解。

（4）**周期性** 是消化性溃疡的特征之一，尤以十二指肠球部溃疡更突出。秋末春初较冷季节常见。

Q44 消化道溃疡如何治疗？

在胃癌高发区，胃溃疡所占比例增加，所以要认真看待此病，及早发现，及早治愈。治疗方法如下。

（1）**一般治疗** 生活要规律，饮食有规律，并且戒烟戒酒。

（2）**药物治疗** ①抑制胃酸分泌如西咪替丁，质子泵抑制剂如奥美拉唑；②保护胃黏膜药物如硫酸铝；③根除幽门螺旋杆菌，常用两种抗生素的三种联合治疗方案。

（3）**手术治疗** 适应证如下：①大出血经内科治疗无效；②急性穿孔；③瘢痕性幽门梗阻；④胃溃疡疑有癌变；⑤顽固性溃疡。

（十）急性胰腺炎

Q45 胰腺有何作用？

图 2-5 中深色的是肝脏，下面紧邻的是胆囊，平滑的管状器官是十二指肠，长得像玉米笋的就是胰腺。胰腺和十二指肠连接处有一个小孔，胆囊储存由肝脏分泌的胆汁，胰腺分泌胰液，两者就是通过这个小孔而流入十二指肠。它们的作用主要是消化脂肪，吃进去的肉就是靠它们的工作变成固体粪便状。

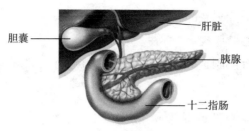

图 2-5　胰腺位置

Q46　胰腺炎是如何发生的？

上面提到的小孔被堵上，胆汁和胰液排不出来，从而导致胰腺炎。胆汁淤积会造成胆红素进入血液，导致黄疸。而胰液排不出来的后果很严重，胰液能消化脂肪和蛋白，若不能顺畅排入肠道就会"自宫"，开始消化胰腺自身，轻则造成胰腺肿胀发炎，重则造成坏死，更有甚者腐蚀其他器官和血管，导致胃漏、肠漏、大出血，同时引发连锁炎症反应，导致各器官衰竭。这就是急性重症胰腺炎，很凶险，容易死亡。

Q47　引起重症胰腺炎的常见病因是什么？

引起重症胰腺炎的常见病因主要是以下 5 类。

①胆源性胰腺炎，是最常见的。这类的发病机制是，病人患有胆结石，且为细碎的泥沙样结石，在食用较多脂肪后，胆囊为了排出更多胆汁，会剧烈收缩，结石也随之排出，经过十二指肠乳头时会卡在那里导致堵塞引发急性胰腺炎。

②酒精性胰腺炎。年轻患者多是此类病因导致。大量酒精会导致十二指肠乳头痉挛，造成胰管堵塞。

③高脂血症导致的胰腺炎。

④外伤性胰腺炎。

⑤药物性胰腺炎、妊娠期胰腺炎、特发性胰腺炎等。

Q48 胰腺炎的临床症状有哪些？

（1）**腹痛** 多数表现为突然发病，剧烈的上腹痛，并多向肩背部放射，病人自觉上腹及腰背部束带感。腹痛的位置与病变的部位有关，如胰头的病变重者，腹痛以右上腹为主，并向右肩放射；病变在胰尾者，则腹痛以左上腹为重，并向左肩放射。疼痛强度与病变程度趋向一致。若为水肿性，腹痛多为持续性伴有阵发加重，采用针刺或注入解痉药物而能使腹痛缓解；若为出血性胰腺炎，则腹痛十分剧烈，常伴有休克，采用一般的镇痛方法难以镇痛。

（2）**恶心、呕吐** 早期就可出现，然而呕吐后腹痛不能缓解。呕吐的频率与病变的严重程度趋向一致。水肿性胰腺炎中，不仅有恶心，还常呕吐 1～3 次不等；在出血性胰腺炎时，则呕吐剧烈或为持续性频频干呕。

（3）**全身症状** 可有发热、黄疸等。发热程度与病变严重程度多一致。水肿性胰腺炎，可不发热或仅有轻度发热；出血坏死性胰腺炎则可出现高热，若发热不退，则可能有并发症出现，如胰腺脓肿等。黄疸的发生，可能为并发胆道疾病或为肿大的胰头压迫胆总管所致。

有极少数患者发病急骤，可能无明显症状或出现症状不久即发生休克或死亡，称为猝死型或暴发性胰腺炎。

Q49 胰腺炎如何治疗？

（1）非手术治疗

①防止休克，改善微循环、解痉、镇痛，抑制胰酶分泌，抗感染，营养支持，预防并发症的发生等。

②应积极补充液体、电解质和热量，以维持循环的稳定和水电解质平衡。

③H2 受体阻断剂；抑肽酶；5-氟尿嘧啶；禁食和胃肠减压。

④解痉镇痛应定时给以镇痛剂，传统方法是静脉滴注 0.1% 普鲁卡因注射液用以静脉封闭，并可定时将盐酸哌替啶与阿托品配合使用，既镇痛又可解除奥迪括约肌痉挛，但禁用吗啡，以免引起括约肌痉挛。

⑤营养支持。发生急性重症胰腺炎时，患者机体的分解代谢高、炎性渗出、长期禁食、高热等，病人处于负氮平衡及低蛋白血症，故需营养支持，而在给予营养支持的同时，又要使胰腺不分泌或少分泌胰液。

⑥抗生素应用。抗生素对急性胰腺炎的应用，是综合性治疗中必不可少的。发生急性出血坏死性胰腺炎时，应用抗生素是无可非议的。发生急性水肿性胰腺炎，为预防继发感染也应合理使用一定量的抗生素。

⑦腹膜腔灌洗。对腹腔内有大量渗出者，可做腹腔灌洗，使腹腔内含有大量胰酶和毒素物质的液体稀释并排出体外。

⑧加强监护。

⑨间接降温。

（2）**手术治疗**　若无感染且全身中毒症状不十分严重的患者，不需急于手术。若有感染则应予以相应的手术治疗。

（十一）急性胆囊炎

Q50 胆囊的生理功能是什么？

胆囊位于右肋骨下肝脏后方，功能就是储存及浓缩胆汁。肝脏产生的胆汁经肝管排出，一般先在胆囊内储存，胆囊上皮细胞吸收胆汁中的水和无机盐，使胆汁浓缩。在进食尤其是进食高脂肪食物后，胆囊强烈收缩，排出胆汁进入小肠，参与消化。胆囊切除后对胆汁的储存能力减弱，所以应该注意对高脂肪饮食的适当限制。胆囊切了"没胆"毫无科学道理。

Q51 急性胆囊炎的典型表现有哪些？

急性胆囊炎发病多与饱食、吃油腻食物、劳累及精神因素等有关，常突然发病，半夜发作。

其典型表现是右上腹绞痛、呈阵发性加剧，并向右肩或胸背部放射，伴有恶心及呕吐。在发病早期没有发冷或发热，当胆囊有化脓感染时，则可出现寒战及发热。有些病人还可以出现双眼巩膜黄染。病情加重为腹膜炎后也能危及生命。

Q52 患急性胆囊炎后都要手术切除吗？

不是的。早期就是以禁食、胃肠减压、解痉镇痛、抗感染、补液、维持营养、纠正酸碱平衡为主。如果非手术治疗无效后根据病情选择手术适应证进行手术。

（十二）尿路感染

Q53 何为尿路感染？

该病是指病原体在机体的尿中生长繁殖，并侵犯泌尿道黏膜或组织引起的炎症。泌尿系统包括肾脏、输尿管、膀胱、尿道。根据解剖，尿路感染可分为上尿路感染和下尿路感染，前者主要是肾盂肾炎，后者主要是膀胱炎。

Q54 尿路感染有哪些临床症状？

（1）**膀胱炎** 主要表现为膀胱刺激症状，尿频、尿急、尿痛、白细胞尿，偶有肉眼血尿，膀胱区不舒服。全身症状轻，也有少数患者有低热、腰痛。

（2）**急性肾盂肾炎** 多见于育龄妇女，发病多与劳累、受寒、妊娠分娩等因素有关。有发热、寒战、头痛、恶心、呕吐、食欲减退等全身不适。也伴有尿频、尿急、尿痛等膀胱刺激症状，腰痛，肾区有叩痛。

（3）**无症状细菌尿** 此为隐匿性尿路感染，无症状，常在做检验时才发现。

Q55 尿路感染治疗时应该注意什么？

尿路感染治疗中选择抗生素至关重要。①选择对致病菌敏感的药物。②选择在尿中浓度高的药物，如氨苄西林、头孢菌素。③选择对肾损害小的药物。④联合用药。⑤治疗疗程不同，下尿路感染用单剂疗法或 3 日疗法，上尿路感染应采用 14 日疗法，甚至更长。⑥妊娠期用药，可选用青霉素类、头孢菌素类及红霉素类、林可霉素。⑦无症状细菌尿一般有以下情况时需要治疗：妊娠期间发生无症状性菌尿；曾出现过有症状尿路感染；学龄前儿童。

（十三）慢性肾小球肾炎

Q56 何为慢性肾小球肾炎？

慢性肾小球肾炎简称慢性肾炎，是指以蛋白尿、血尿、水肿、高血压为基本临床症状，病情迁延，病变进展慢，出现不同程度的肾功能减退，最终发展成慢性肾功能衰竭的一组肾小球病变。少数由急性肾炎发展所致，大多数病因不明。

Q57 慢性肾小球肾炎发病有什么特征吗？

此病可发生在任何年龄，以中青年为主，男性居多。起病缓慢、隐匿。临床症状呈多样性，基本是蛋白尿、血尿、水肿及高血压，肾功能不同程度地减退。病情时轻时重，迁延，渐进发展。

早期感觉乏力、疲倦、腰痛、食欲缺乏，有的可无明显症状。

有的以血压升高为主，眼底出血、渗血，视盘水肿。

Q58 慢性肾小球肾炎容易治疗吗？

该病很难治愈。治疗的目的是改善或缓解临床症状，防止并发症、延缓肾功能进行性恶化。

①积极控制血压，ACEI 作为首选药物，但肾功能不全的需注意高血钾及肾功能恶化。血管紧张素受体拮抗剂也有保护肾脏的作用。

②饮食上应限盐，每日 3 克以下。肾功能不全者限制蛋白质及磷的摄入。

③应用抗血小板药物，如阿司匹林、双嘧达莫等。

④避免加重肾损伤的因素：如妊娠、感染、劳累及肾毒性药物等。

（十四）肾病综合征

Q59 什么叫肾病综合征？

肾病综合征有以下表现。

①大量蛋白尿。成年人每日 >3 ~ 3.5 克。

②低蛋白血症。成年人血清白蛋白 <30 克 / 升。

③高脂血症。血清胆固醇 >6.5 毫摩 / 升。

④水肿。

肾病综合征可分为原发性和继发性两大类。

Q60 肾病综合征的临床症状有哪些？

肾病综合征的主要临床症状如下：①尿液异常。可有大量蛋白尿及血尿。②水肿。轻重不同，以组织疏松及体位低处较明显；重者全身水肿、阴囊水肿、胸腔和腹腔水肿，心包积液等。③高血压。多为中度升高，晚期明显升高，甚至危象或高血压脑病。④低蛋白血症。表现为毛发稀疏、干脆及枯黄，皮色苍白、肌体消瘦等。

肾病综合征的并发症主要有以下几种：①继发感染，可出现呼吸道、泌尿道、皮肤感染。②血栓、栓塞并发症，以深静脉栓塞最常见。③急性肾功能衰竭，无诱因少尿甚至无尿，利尿无效。④蛋白质及脂肪代谢紊乱，营养不良，生长发育迟缓等。

Q61 肾病综合征的治疗要点有哪些？

①一般治疗，卧床休息。

②水和电解质的调控。轻度水肿，每日尿量在1 000毫升左右可不限水；重度水肿而且尿少者限水入量；水肿高血压要予低盐饮食，每日3克以下。水肿消退血压正常后可正常进食含钠食品。

③蛋白质供应。按照每日每千克体重1克的标准给予优质蛋白，以富含必需氨基酸的动物蛋白为首选。

④总热量及其他。每日热量不少于126～147千焦/千克体重。脂肪占总热量的30%。少进食动物油脂，补充维生素，多进食植物油、燕麦、米糠、豆类等饮食。

⑤利尿消肿和减少尿蛋白。

⑥免疫调节。应用激素等药物。

⑦并发症防治。对症处理。

（十五）偏头痛

Q62 偏头痛是普通的头痛吗？

偏头痛是一种发作性颅部血管舒缩功能障碍引起的头痛，属于血管性头痛的一种。多见于女性，多有家族史。发作时以阵发性一侧剧烈头痛为特点，重者可整个头痛，伴有恶心、呕吐、失眠、健忘。

Q63 偏头痛的病因是什么？

该病病因不是很明确，与劳累、失眠、情绪紧张及月经期有关。精神紧张、过度劳累、睡眠不佳、气候变化、强光刺激、烈日照射、轻度低血糖、饮酒及应用血管扩张药等，都是引起偏头痛发作的原因。

Q64 偏头痛的发作有什么特征？

（1）有先兆的偏头痛（典型偏头痛） 视觉先兆多见，有暗点、亮光、异彩、偏盲，可持续 10 ～ 40 分钟；也会有咽部、舌、唇、偏侧肢体异常感觉、偏麻、轻偏瘫、失语等。先兆消失后出现头痛，多在眶后部或额颞部开始，扩展到半侧或整个头。为胀痛、跳痛或搏动性痛，持续数小时至数天。可伴有恶心、呕吐、面色苍白、畏光、喜静等。间歇期正常，可反复发作，无神经系统损害体征。

（2）无先兆的偏头痛（普通型偏头痛） 该类型比较多见。患者先兆症状不明显，头痛性质与有先兆的偏头痛基本相同，左右不定或双侧，时程较长，可持续 1 ~ 3 日。无神经损害体征。

（3）特殊类型偏头痛

①眼肌麻痹型 头痛重，特征是眼肌麻痹发生在偏头痛发作同时或之后，与麻痹的眼肌同侧。

②偏瘫型 少见，多在儿童期发病，特征是偏头痛发作前、同时或之后有轻偏瘫或偏瘫，神经系统体征可在其头痛消失后仍持续一段时间。

③基底动脉型 多见于年轻女性或女孩，与月经有关。前驱症状为视力丧失或视野中有闪光，很快出现眩晕、共济失调，偶有耳鸣或指、趾感觉异常。有的患者可能会出现意识丧失，持续数分钟甚至长达 45 分钟，继以严重搏动性枕部头痛或呕吐。

④偏头痛等位症 有的患者有过偏头痛发作，典型的症状可被周期性发生的其他躯体障碍取代，称为"偏头痛等位症"。可伴有恶心、呕吐、腹痛，局限于胸腔、盆腔或肢体的疼痛，阵热、心悸，良性阵发性眩晕，周期性水肿。

Q65 偏头痛有特殊治疗方法吗？

没有，原则就是服用镇痛药物及对症治疗。

（十六）面神经炎

Q66 面神经炎是"面瘫"吗？

面神经炎是俗称的"面瘫"，又称贝尔麻痹或特发性面神经麻痹，是茎乳突孔以内和内耳孔以外的面神经管内的面神经急性非化脓性炎症引起的一种周围性面神经麻痹（图2-6）。该病与面部受凉或与单纯疱疹病毒感染有关。

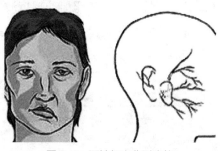

图2-6　面神经炎典型症状

Q67 面神经炎的发病特征是什么？

（1）年龄　任何年龄均可发病，以20～40岁多见。

（2）发作前状况　部分患者有面部、耳后部受风寒史或咽部感染史，以及患侧耳内或茎乳突区的疼痛史。多数患者往往于清晨洗脸、漱口时突然发现一侧面瘫，也有被别人发现的。

（3）发作时特征　口歪眼斜、患侧前额皱纹消失、眼裂扩大、鼻唇沟变浅、口角下垂。露齿时口角歪向健侧，不能做皱眉、闭目、鼓腮和噘嘴动作。闭目时，则因眼球转向上、外方漏出角膜下缘的巩膜，称为"贝尔现象"。饮水、漱口时易从患侧口角溢出，同时还会出现味觉、听觉减退等症状。

Q68 如何有效治疗面神经炎？

（1）急性期治疗

①药物。应用肾上腺皮质激素、维生素 B_1 和维生素 B_{12} 等药物。激素可用到 40～60 毫克／日，早餐后顿服，连服 5 日后逐渐减量，疗程共 10～14 日。

②物理疗法。局部热敷、红外线照射、超短波透热等。

③保护暴露的角膜预防结膜炎。戴眼罩、滴眼药水、药膏等。

（2）恢复期治疗

①针灸。

②体疗。自己按摩瘫痪的面肌，每日数次，增加局部血液循环。

③手术治疗。

（十七）坐骨神经痛

Q69 坐骨神经痛是一种什么样的病？

坐骨神经痛是以坐骨神经支配区域疼痛为主的综合征，是一种临床症状，不是独立的疾病。坐骨神经痛分为原发和继发。原发少见，即坐骨神经炎，可能与流感、牙龈、鼻窦等感染及受凉有关；继发常见，是局部及周围组织病变累及坐骨神经，常见的有腰椎间盘突出、腰椎骨性增生、骶髂关节的炎性疾病及梨状肌挛缩等。

Q70 坐骨神经痛都是一种表现吗？

不是。该病可分为根性和干性坐骨神经痛。根性坐骨神经痛病变位于椎管内，以椎间盘突出最常见，常发生在第四腰椎、第五腰椎、第五腰椎和第一骶椎椎间盘；其他如椎管内肿瘤、椎体转移癌、腰椎结核、腰椎管狭窄症、腰骶部脊膜炎、腰椎关节炎等。干性坐骨神经痛病变主要在椎管外坐骨神经径路上，病因有骶髂关节炎、盆腔内肿瘤、妊娠子宫压迫、髋关节炎、臀部外伤、臀部肌内注射部位不当及糖尿病等。

Q71 坐骨神经痛发病有哪些特征？

该病成年人好发，多为单侧，疼痛位于腰部、臀部，并向大腿后及小腿后外侧、足外侧放射，沿坐骨神经有压痛；活动、行走及牵拉坐骨神经疼痛加重；可以有部分坐骨神经的部分神经干受损体征，如感觉及肌力减退、踝反射减弱或消失。

Q72 如何治疗坐骨神经痛？

该病治疗无特殊办法，以休息、应用镇痛药物和营养神经药物、理疗、局部药物封闭等治疗为主。继发性如腰椎间盘突出等病引起的坐骨神经痛可采用手术治疗。

（十八）缺铁性贫血

Q73 什么是缺铁性贫血？

当机体对铁的需求与供给失衡，导致体内储存的铁耗尽，继之红细胞内的铁缺乏，最终引起缺铁性贫血。该病表现为缺铁引起的小细胞低色素性贫血及其他异常，是最常见的贫血类型。

Q74 缺铁性贫血易发生于哪些人群？

其发病率在发展中国家、经济不发达地区及婴幼儿、育龄妇女明显增高。患铁缺乏症主要与下列因素相关：婴幼儿辅食添加不足、青少年偏食、妇女月经量过多、多次妊娠、哺乳及某些病理因素。

Q75 缺铁性贫血的主要病因是什么？

（1）摄入不足而需要量增加　营养不良、小儿生长期、妇女妊娠或哺乳期。

（2）吸收不良　胃肠道疾病，也有的应用抗酸剂影响铁吸收。

（3）消耗过多　消化道出血、月经量多、反复鼻出血、痔疮、钩虫病、银屑病等。

Q76 缺铁性贫血有哪些表现？

早期只是原发病的表现，缺铁加重后出现贫血、组织缺铁表现。

①原发病表现。消化性溃疡、胃癌的相关表现。

②贫血表现。疲乏无力、面色苍白、心悸气促、头痛头晕、耳鸣、眼花、恶心、呕吐、食欲缺乏、腹胀、腹泻等，严重者出现贫血性心脏病。

③神经精神症状。可出现神经痛、末梢神经炎。重者会智力低下、注意力不集中、烦躁易怒、表情淡漠等。多见于儿童、青少年。

④消化道黏膜病变。口角炎、舌炎、异食癖、萎缩性胃炎、胃肠功能紊乱等。

⑤毛发干燥无光泽、易断裂或脱落；指甲扁平无光泽、质脆、呈条纹状隆起，严重者反甲；皮肤干燥等。

⑥免疫力降低，易感染。

Q77 缺铁性贫血如何确诊？

出现上述症状，并结合辅助检查进行确诊。化验血红蛋白（Hb）男性 <120 克 / 升、女性 <110 克 / 升、孕妇 <100 克 / 升；平均红细胞体积 <80 飞升；平均血红蛋白量 <27 皮克；平均红细胞血红蛋白 <310 克 / 升。生化检查血清铁 <10.7 微摩 / 升，总铁结合力 >64.44 微摩 / 升，转铁蛋白饱和度 <15%，血清铁蛋白 <12 微克 / 升，红细胞游离原卟啉 >0.9 微摩 / 升。骨髓象为红细胞系增生活跃，以中、晚幼红细胞为主，胞浆少而偏蓝，胞核小而致密，呈"老核幼浆"现象；粒细胞和巨核细胞系均正常；骨髓铁染色示细胞外铁阴性，铁粒幼细胞减少或消失。再结合病因诊断。

Q78 如何治疗缺铁性贫血？

治疗原则是去除病因，补充铁剂，并补足铁储存量。饮食上增加蛋白质摄入量，多吃含铁丰富的食物，如瘦肉、动物内脏、海带、紫菜、黑木耳、芹菜等。

（十九）巨幼细胞性贫血

Q79 什么是巨幼细胞性贫血？

巨幼细胞是形态上和功能上都异常的各阶段幼稚红细胞。这种巨幼细胞的形成是脱氧核糖核酸（DNA）合成缺陷的结果，核的发育和成熟落后于含血红蛋白的胞浆。

巨幼细胞性贫血是由于叶酸和（或）维生素 B_{12} 缺乏或其他原因引起的 DNA 合成障碍，使红细胞生成减少所致的一种大细胞性贫血。90% 为叶酸缺乏所致，山西、陕西、河南等地为高发区。

Q80 哪些原因会引起巨幼细胞性贫血？

（1）叶酸缺乏
①摄入不足　营养不良、缺乏绿叶蔬菜、过度烹煮或腌制

食物。

②吸收不良　多见于小肠炎症、肿瘤及切除术后。

（2）维生素 B_{12} 缺乏

①摄入不足　绝对素食或肉类食物缺乏者。

②吸收不良　见于慢性萎缩性胃炎、回肠疾病等。

③利用障碍　见于先天性转钴蛋白缺乏。

Q81 巨幼红细胞性贫血都有什么表现？

巨幼红细胞性贫血主要有以下 4 类表现。

（1）贫血　表现为慢性进行性贫血。可有感染症状，以呼吸道、泌尿系统感染多见。出血症状以皮肤紫癜、鼻出血、牙龈出血或月经过多等表现为主。铁缺乏症状表现为"混合性贫血"，即缺铁性和巨幼细胞性贫血共同症状。体征可出现皮肤黏膜苍白，或轻微黄染而呈柠檬色。少数还可出现肝脾肿大。

（2）消化系统　食欲减退、腹胀、腹泻、舌炎等，俗称"牛肉舌"。

（3）神经系统　有乏力、手足麻木、感觉障碍、行走困难等症状。重者共济失调、锥体束征阳性。老年人可出现抑郁、嗜睡及精神异常、烦躁、易怒等。

（4）水肿　发生巨幼红细胞性贫血会出现水肿症状。

Q82 巨幼红细胞性贫血与缺铁性贫血一样吗？

这两个病的临床表现有相同之处，但化验室检查结果不同。巨幼红细胞性贫血是典型的大细胞贫血，平均红细胞体积 >100 飞升，

血清叶酸浓度 <6.81 纳摩 / 升，红细胞内叶酸浓度 <227 纳摩 / 升，血清维生素 B_{12}<74 皮摩 / 升。骨髓象表现为红细胞系增生明显活跃，可见各阶段的巨幼红细胞，其胞体大，胞浆丰富且着色较深，胞核染色较淡，染色质呈细网状，核浆发育不平衡，呈"幼核老浆"现象；粒细胞系可出现巨幼变，以巨晚幼和巨杆状核粒细胞多见；巨核细胞正常或增多，可见胞体增大、核分叶过多、胞浆颗粒缺乏等现象。另外，多数患者胃液分泌量减少，胃酸度降低。恶性贫血血清内因子抗体阳性。

治疗巨幼红细胞性贫血，原则是祛除病因，补充叶酸和维生素 B_{12}，防治各种并发症。

（二十）糖 尿 病

Q83 糖尿病是如何发生的？

随着生活水平提高，此病在农村的发病率也在逐年增加。糖尿病是一种由于胰岛素分泌或作用缺陷，或两者兼之所引起的以高血糖为特征的代谢性疾病。长期存在的高血糖，导致各种组织，特别是眼、肾、心脏、血管、神经的慢性损害、功能障碍。我国大部分糖尿病患者为 2 型。

Q84 糖尿病有哪些临床症状？

（1）代谢紊乱症候群 典型患者具有"三多一少"的症状，体重减轻、易疲乏。这是由于血糖升高出现渗透性利尿及糖类、蛋白质、脂肪代谢障碍。同时，患者还会出现皮肤瘙痒、外阴瘙痒、视力模糊等。

（2）**急性并发症** 糖尿病酮症酸中毒和高渗性非酮症糖尿病昏迷。

（3）**慢性并发症** 糖尿病冠心病和心肌病、糖尿病肾病、糖尿病神经病、糖尿病视网膜病变、糖尿病足。

Q85 糖尿病的诊断标准是什么？

据世界卫生组织（WHO）1999 年的诊断标准，出现糖尿病典型症状（多饮、多尿和无原因体重减轻），加上以下特征之一，即可诊断为糖尿病。

①随机血糖（指一天中任意时间的血糖）≥ 11.1 毫摩／升（200 毫克／分升）。

②空腹血糖（空腹指至少 8 小时没进食热量）≥ 7 毫摩／升（126 毫克／分升）。

③葡萄糖耐量试验，餐后 2 小时血糖 ≥ 11.1 毫摩／升（200 毫克／分升）。

若没有明显的糖尿病典型症状，只要重复两次血糖化验结果均达到以上标准，也可诊断为糖尿病。

Q86 如何有效治疗糖尿病？

糖尿病的并发症非常可怕。下面介绍所谓"五驾马车"的治疗方法。

（1）**糖尿病教育** 即宣传教育以使病人掌握更多的糖尿病知

识，利于配合治疗，控制病情。

（2）饮食治疗　这是糖尿病治疗的一项最重要的基本措施，无论病情轻重，无论使用何种药物治疗，均应长期坚持饮食控制。

（3）运动疗法　运动疗法也是糖尿病治疗的一项基本措施，要求糖尿病患者坚持适当的体育锻炼，有利于病情控制。

（4）药物治疗　空腹降糖药与胰岛素。是指在饮食和运动治疗的基础上选用合适的药物，使血糖维持在基本正常水平，据病人的具体情况进行全面、个体化治疗。

（5）血糖监测　该病是一种慢性病，应长期进行监测，及时了解病情，早发现病情，早预防并发症。

Q87 治疗糖尿病有吃药、注射胰岛素等方法，如何选择适应证？

（1）口服药物治疗

①磺脲类　主要适用于经饮食控制和运动治疗后血糖未能控制的 2 型糖尿病患者，以及每天胰岛素用量小于 20 ～ 30 单位的 2 型糖尿病患者。不适用于 1 型、2 型糖尿病合并严重且肝肾功能不全、急性代谢紊乱、严重感染及妊娠者。主要有以下几种：格列本脲、格列齐特、格列吡嗪、格列喹酮、格列波脲。

②双胍类　主要适用于肥胖的 2 型糖尿病患者，对伴有高血脂、高胰岛素血症、食欲好的肥胖患者适用。常用的是二甲双胍。

③ α 葡萄糖苷酶抑制剂　主要适用于空腹血糖正常或轻微升高，而餐后血糖明显升高的糖尿病患者，也适用于糖耐量减低者。如拜糖平。

④噻唑烷二酮类　胰岛素增敏剂。用于糖耐量减低及 2 型糖

尿病有胰岛素抵抗的患者。如罗格列酮。

可联合应用口服降糖药。

（2）胰岛素治疗主要适应证

①1型糖尿病。

②2型糖尿病经饮食治疗、口服降糖药无效或禁忌者。

③糖尿病急性并发症，如糖尿病酮症酸中毒、高渗性昏迷。

④各种严重的应激状态，如感染、外伤、大手术、分娩、心肌梗死、脑血管意外。

⑤合并严重慢性并发症，如视网膜病变、肾病、神经病变等。

⑥妊娠期糖尿病。

（二十一）甲状腺功能亢进症

Q88 甲状腺的功能是什么？

图2-7所示为甲状腺。甲状腺在人体颈部，负责合成储存及分泌甲状腺激素。

甲状腺激素主要生理作用如下。

（1）维持生长发育 它是人体正常发育所必需的，其分泌不足或过量可以引起疾病。儿童的甲状腺功能不足时，躯体与智力发育均受影响，可致呆小病（克汀病）；成年人甲状腺功能不足时，则引起黏液性水肿。

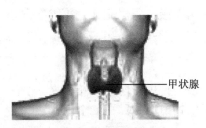

图2-7 甲状腺位置

（2）促进代谢 甲状腺激

素能促进物质氧化，增加糖原分解和利用，增加耗氧量，提高基础代谢率，使产热增多。所以，甲状腺的功能亢进（以下简称甲亢）有怕热多汗等症状。

（3）心血管及神经系统效应　甲状腺的功能亢进时会出现神经过敏、急躁、震颤、心率加快、心输出量增加的现象。甲状腺激素可增强心脏对儿茶酚胺的敏感性。

甲状腺功能减退一般表现为易疲劳、怕冷、体重增加、记忆力减退、反应迟钝、嗜睡、精神抑郁、便秘、月经不调、肌肉痉挛等。

Q89 甲状腺功能亢进症是俗称的"大脖子"病吗？

是的。甲状腺功能亢进症即甲亢，此病是指由多种原因引起的甲状腺激素增多，作用于全身的组织器官，造成以机体的循环、消化、神经等系统兴奋性增高和代谢亢进为主要表现的疾病的总称。常见弥漫性甲状腺肿并甲状腺功能亢进。

Q90 发生甲亢时有何特征？

甲亢可发生于任何年龄，以 20 ~ 40 岁多见，女性多发，起病缓慢，病程迁延，数年不愈。

临床症状如下，但存在个体差异，并不是都有典型表现。

（1）高代谢症候群　甲状腺激素过多后机体产热和散热明显增加，怕热、多汗、皮肤温湿、消瘦、乏力、易疲乏、胆固醇降低和糖代谢异常。

（2）神经系统　精神紧张、急躁、易激动、失眠、焦虑和手颤抖，重者可发生甲亢性精神病。

（3）**心血管系统** 心动过速，心律失常，脉压增大。

（4）**消化系统** 食欲亢进，食量增加，容易饥饿，大便次数增多，消化不良性腹泻。

（5）**运动系统** 肌肉无力、肌萎缩，甲亢性周期性麻痹，重症者肌无力。

（6）**甲状腺肿大** 甲状腺肿大是甲亢患者的主要特征之一，多数甲状腺患者的甲状腺呈弥漫性对称性肿大。

（7）**其他** 女性可出现月经量减少、周期延长，男性可出现性欲减退，还可出现胫前水肿等。

Q91 甲亢的治疗要点是什么？

（1）**一般治疗** 适当休息，避免过劳，饮食应补充糖类、蛋白质及 B 族维生素。精神紧张、不安或失眠重者适当应用镇静剂。

（2）**抗甲状腺药物治疗** β肾上腺素能受体阻滞剂的应用可改善甲亢初期症状。

（3）**放射性碘治疗** 适应证如下：①中度甲亢、年龄在 25 岁以上者。②合并心、肝、肾等疾病不宜手术者，或术后复发，或不愿手术者。③某些高功能结节者。④非自身免疫性、家族性、毒性甲状腺肿者。⑤对抗甲状腺药物有过敏等反应而不能继续用，或长期治疗无效，或治疗后复发者。

（4）**手术治疗** 具体适应证如下：①中度、重度甲亢，长期服药无效，或停药后复发，或不愿长期服药者。②甲状腺巨大，有压迫症状者。③胸骨后甲状腺肿伴甲亢者。④结节性甲状腺肿伴甲亢者。

（二十二）痛 风

Q.92 什么叫痛风？

痛风是嘌呤代谢紊乱和（或）尿酸排泄障碍所致血尿酸增高的一种慢性疾病。临床特点是高尿酸血症、反复发作的痛风性急性关节炎、痛风石沉积、特征性慢性关节炎和关节畸形，常累及肾引起慢性间质性肾炎和肾尿酸结石形成。可分为原发性和继发性两大类，原发性基本属于遗传性，常与肥胖、糖脂代谢紊乱、高血压、动脉硬化和冠心病等聚集发生；继发性主要因肾脏病、血液病等疾病或药物、高嘌呤食物等引起。

Q.93 痛风的临床症状有哪些？

（1）无症状高尿酸血症期 仅有血尿酸持续性或波动性增高，即男性和绝经后女性血尿酸大于 420 微摩 / 升、绝经前女性大于 350 微摩 / 升，成为高尿酸血症。从尿酸增高到症状出现可长达数年至数十年，有的终身不出现。

（2）急性关节炎期 由于尿酸盐结晶沉积引起的炎症反应，是痛风的首发症状。常午夜起病，因痛惊醒，突发下肢末端单一关节红、肿、热、痛和功能障碍。常见于拇趾及第一跖趾关节（图2-8），其余依次为踝、膝、腕、指、肘等关节。发热，

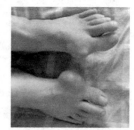

图2-8 痛风结节

白细胞升高，血沉增快，应用秋水仙碱治疗后，关节炎迅速缓解。初次发作可经 1～2 日或几周后自行缓解。病变关节皮肤出现脱屑和瘙痒，为本病特有症状，但不是经常出现。伴高尿酸血症关节液白细胞内有尿酸盐结晶，或痛风石针吸活检有尿酸盐结晶，是确诊本病的依据。

（3）痛风石及慢性关节炎期　痛风石是痛风的一种特征性损害。早期采取有效措施防治高尿酸血症的可以没有本期表现。

Q94 痛风会引起哪些肾病变症状？

痛风引起的肾病变症状主要有 4 类。

（1）痛风性肾病　90%～100% 痛风患者有肾损害。

（2）急性肾功能衰竭　痛风可引起急性肾功能衰竭。

（3）尿酸性肾结石　10%～25% 痛风患者肾有尿酸结石。

（4）高尿酸血症与代谢综合征　高尿酸血症患者常伴有肥胖、冠心病、高脂血症、糖耐量减低及 2 型糖尿病，统称为代谢综合征。

Q95 如何预防及治疗痛风？

（1）一般治疗

①低嘌呤饮食。饮食上以碳水化合物为主，占总热量的 50%～60%，少吃糖果等，限制高嘌呤食物（动物内脏、海鲜、肉类、豆制品、酵母等），可食用牛奶、奶酪、鸡鸭蛋、卷心菜、胡萝卜、番茄、西葫芦、花生、杏仁、核桃等。

②多饮水。每日 2 000 毫升以上，增加尿酸排泄。

③避免促进尿酸盐形成结晶的诱因，如着凉、过劳、穿紧鞋等，勿使关节受累，严禁饮酒。

④避免使用抑制尿酸排泄的药物，如噻嗪类利尿剂。

⑤服用碱性药物，保持尿液 pH 值保持在 6～6.5，防止结石形成。

⑥适当运动可减轻胰岛素抵抗，防止超重和肥胖。

（2）急性痛风性关节期的治疗　绝对卧床休息，抬高患肢，避免受累关节负重。治疗急性发作时的对症处理，更重要的是控制血尿酸水平在正常范围。

①急性发作期应用秋水仙碱。药物机制为抑制白细胞向尿酸盐结晶移动，抑制炎症反应，阻止痛风发作。

②应用非甾体类药（布洛芬、吡罗昔康等）抗炎镇痛。

③应用尿酸排泄剂（丙磺舒和亚磺酸匹拉宗等）。

④应用尿酸合成抑制剂（如别嘌醇）。

目前常用药为苯溴马隆，能迅速有效降低血液中过高的尿酸。适用于原发性和继发性高尿酸血症及各种原因引起的痛风。

（二十三）骨质疏松症

Q96 怎么理解骨质疏松症？

骨质疏松症是由于多种原因导致的骨密度和骨质量下降，即低骨量和骨组织微结构破坏，造成骨脆性增加，易发生骨折的全身性骨病（图 2-9）。

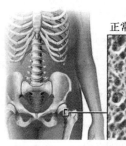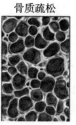

正常的骨基质　　骨质疏松

图 2-9　骨质改变

Q97 所有患者的骨质疏松症都是一样的吗？

不是的，有不同分类，分为原发性、继发性和特发性。原发性骨质疏松症多见，分为绝经后骨质疏松症（Ⅰ型），一般发生在妇女绝经后 5～10 年内；老年性骨质疏松症（Ⅱ型），一般指老人 70 岁后发生的骨质疏松。特发性骨质疏松（包括青少年型）病因尚不明。

Q98 骨质疏松症除年龄大和绝经引起外，还有其他原因吗？

除年龄大和绝经外，还有其他原因可引起骨质疏松症，这类属于继发性骨质疏松，不足 5%。常见原因如下。

（1）内分泌疾病　糖尿病、甲状旁腺功能亢进症、库欣综合征、性腺功能减退症、甲状腺功能亢进症、垂体泌乳素瘤、腺垂体功能减退症等。

（2）结缔组织疾病　系统性红斑狼疮、类风湿关节炎、干燥综合征、皮肌炎、混合性结缔组织病等。

（3）慢性肾脏疾病　慢性肾脏疾病导致肾性骨营养不良。

（4）胃肠疾病和营养性疾病　吸收不良综合征、胃肠大部切除术后、慢性胰腺疾病、慢性肝脏疾患、营养不良症、长期静脉营养支持治疗等。

（5）血液系统疾病　白血病、淋巴瘤、多发性骨髓瘤、戈谢病和骨髓异常增殖综合征等。

（6）神经肌肉系统疾病　各种原因所致的偏瘫、截瘫、运动功能障碍、肌营养不良症、僵人综合征和肌强直综合征等。

（7）长期不运动　长期卧床或太空旅行。

（8）器官移植术后　主要与器官移植术后免疫抑制剂的大量应用密切相关。

（9）长期使用某些药物　如肾上腺皮质激素、咖啡因等。

Q99 骨质疏松症有哪些临床症状？

①疼痛。患者可有腰背酸痛或周身酸痛，负荷增加时疼痛加重或活动受限，严重时翻身、起坐及行走有困难。

②脊柱变形。骨质疏松严重者可有身高缩短和驼背。椎体压缩性骨折会导致胸廓畸形，腹部受压，影响心肺功能等。

③骨折非外伤或轻微外伤发生的骨折为脆性骨折，是低能量或非暴力骨折。发生脆性骨折的常见部位为胸、腰椎、髋部、桡骨、尺骨远端和肱骨近端。

疼痛本身可降低患者的生活质量，脊柱变形、骨折可致残，使患者活动受限、生活不能自理，增加肺部感染、褥疮发生率，不仅使患者生命质量降低和死亡率增加，也给个人、家庭和社会带来沉重的经济负担。

Q100 骨质疏松症的治疗要点是什么？

骨质疏松症不是单项原因引起的疾病，有个体差异，所以治疗要应用病因治疗和对症治疗双管齐下的方法。

①一般治疗。平时要注意多做户外活动、戒烟戒酒、停用容易引起骨质疏松的药物。但要注意运动应因人而异，不能强求。

②药物上要选择骨矿化药物、骨形成刺激剂及骨转换抑制剂。

③对症处理。有疼痛者服用适量的非甾体抗炎药物，如阿司匹林、布洛芬等。有骨折者给予牵引、固定、复位或手术治疗。尽早采用物理和康复疗法，尽量恢复运动功能。

（二十四）类风湿关节炎

Q101 类风湿关节炎是怎么引起的？

该病是以慢性多发性关节炎为主要表现的自身免疫性疾病，可以伴有关节外的系统性损害。其发生可能与遗传、感染、性激素等因素有关。寒凉、潮湿、疲劳、营养不良、外伤都可以成为本病的诱发因素。病理主要是滑膜衬里细胞增生、间质大量炎性细胞浸润，以及微血管的新生、血管翳的形成及软骨和骨组织的破坏等。

Q102 哪些人群容易发生类风湿关节炎？

女性好发，发病率是男性的 2 ~ 3 倍。此病可发生于任何年龄，20 ~ 60 岁为高发年龄段。

Q103 类风湿关节炎有哪些临床症状?

起病缓慢,前期可有疲倦、乏力、全身不适、低热、食欲缺乏等。

(1)关节症状 从四肢远端小关节开始,常见受累的是近侧指间关节,其次才是掌指、趾、腕、肘、踝及髋关节等。该病主要表现在关节,还可伴有僵硬,晨起明显、肿胀、畸形、疼痛甚至功能障碍等,重者关节周围肌肉萎缩、肌力减退及关节功能障碍。

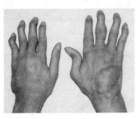

图2-10 类风湿关节炎

(2)皮下结节 约30%的患者在关节隆突部及受压部位出现皮下结节(图2-10),上肢的鹰嘴突、腕部、下肢踝部多见,是该病的特异皮肤表现。

(3)类风湿血管炎 出现趾、指部闭塞性血管炎、周围神经病变和下肢皮肤慢性溃疡,重者引起肠穿孔、心肌梗死,甚至脑血管病等。

(4)其他多部位症状 如胸膜炎、肺内结节、腕管综合征、贫血、结膜炎、巩膜炎、角膜炎、干燥综合征等。

Q104 类风湿关节炎的主要治疗措施有什么?

该病属于自身免疫性疾病,无根治方法,应尽量早诊断早治疗。治疗目的在于控制炎症,减轻或消除症状,尽可能保持受累关节的功能,防止关节畸形发生。

①应用非甾体类抗炎药,如芬必得、美洛昔康等药物。

②抗风湿药物，常联合用药。

③肾上腺皮质激素，具有强大抗炎作用，但不能控制本病，效果不持久。

④理疗。改善局部血液循环，缓解肌肉痉挛。

⑤手术。晚期发生关节畸形的，可关节置换矫正畸形。

（二十五）系统性红斑狼疮

Q105 为什么叫系统性红斑狼疮？

顾名思义，此病是一种发病缓慢，隐袭发生，表现多样、变化多端，涉及许多系统和脏器的自身免疫性疾病，可累及皮肤、浆膜、关节、肾及中枢神经系统等，并以自身免疫为特征。发病机制主要是由于免疫复合物形成，确切病因不明。病情呈反复发作与缓解交替过程，青年女性多见。

红斑狼疮主要的临床特点是两侧面颊有水肿性红斑，鼻梁上的红斑常与两侧面颊部红斑相连，形成一个蝴蝶状的皮疹。患红斑狼疮的病人面部的皮疹与狼打架时咬伤的面部瘢痕相似，因此这个病被称之为"红斑狼疮"。

Q106 系统性红斑狼疮的临床症状有哪些？

所谓系统性红斑狼疮，就是该病容易累及多系统和脏器（图2-11）。

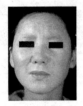
脸部

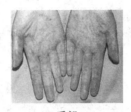
手部

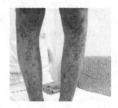
腿部

图2-11 系统性红斑狼疮症状

（1）**全身症状** 起病可急可缓，多数早期表现为非特异的病变。病情常缓重交替出现。感染、日晒、药物、精神创伤、手术等均可诱发或加重。

（2）**皮肤和黏膜** 以皮疹多见。约40%患者有面部典型红斑，称为蝶形红斑。急性期有水肿、色鲜红，可见毛细血管扩张及鳞片状脱屑，严重者出现水疱、溃疡、皮肤萎缩和色素沉着。手掌、指甲、身体皮肤暴露部位有斑丘疹、紫斑等。毛发易断裂，可有斑秃。口腔黏膜出现水泡、溃疡，少数患者病程中可发生带状疱疹。

（3）**关节、肌肉** 约90%以上患者以关节肿痛就诊，肌肉酸痛、无力是常见症状。手近端指间关节，膝、足、踝、腕关节均会有症状，肿痛为对称性，可有晨僵。X线检查无明显异常，少数患者有关节畸形。

（4）**肾脏** 约50%患者有肾脏相关表现，如蛋白尿、血尿、管型尿、白细胞尿、低比重尿、水肿、血压增高、血尿素氮和肌酐增高。

（5）**胃肠道** 可出现上消化道出血、便血、腹腔积液、麻痹性肠梗阻等，延误治疗可致肠坏死、穿孔等严重后果。

（6）**神经系统** 病情严重者可出现大脑损害、精神障碍及癫痫样发作。偏瘫及蛛网膜下腔出血约占神经系统损害的70%。可出现脑功能不良、精神异常、肢体瘫痪、麻木、疼痛、步态不稳、抽搐、头痛、视力障碍、面瘫、肌肉萎缩等症。

（7）肝损害　多发生于年轻的女性，表现为乏力、关节痛、发热、肝脾肿大、黄疸、肝功能异常等。

（8）心脏　心脏病变包括心包炎、心肌炎、心内膜及瓣膜病变等，表现不一，有胸闷、胸痛、心悸、心脏扩大、充血性心力衰竭、心律失常、心脏杂音等，少数可出现心肌梗死。

（9）肺和胸膜　受累约占50%，狼疮性肺炎、胸膜炎和胸腔积液较常见，肺实质损害为间质性肺炎和肺间质纤维化。

（10）血液系统　贫血的发生率高达80%，多为正细胞正色素性贫血或轻度低色素性贫血。

（11）其他　部分患者出现淋巴结、腮腺肿大；眼部受累较普遍，如结膜炎和视网膜病变，少数患者有视力障碍；月经紊乱和闭经。

Q107 系统性红斑狼疮有哪些并发症？

（1）过敏　本病表现较重，常见导致过敏的药物包括青霉素类、头孢菌素类、磺胺类、雌激素、普鲁卡因胺、苯妥英钠等，此病患者禁用以上药物。

（2）感染　肺炎、肾盂肾炎及败血症是最常见并发症，也是最常见死因及病情恶化的主要因素。

Q108 系统性红斑狼疮可以治愈吗？

这种病很难治愈。病情较重者，应用有效药物控制，并根据病情轻重、疾病活动度、受损器官而制定治疗方案，缓解后进行维持治疗。

①一般治疗。急性活动期卧床休息，慢病期适当工作，劳逸结合。

②有感染时积极治疗，手术及创伤性检查前宜用抗生素预防感染。避免阳光暴晒和紫外线照射，避免使用诱发狼疮的药物，如避孕药等。

③药物治疗。轻型：对症处理，关节痛用非甾体类抗炎药，如有皮疹应用可的松软膏等外用药。重症：应用激素，逐渐减量。细胞毒药物适用于激素减量后疾病易复发者。

④缓解期治疗。病情稳定后应用反应最少的、剂量最小的药物长期维持治疗，控制疾病复发。

农村常见外科疾病

（一）疖 肿

Q1 疖肿有何特点？

疖，俗称"火疙瘩"，是皮肤组织单个毛囊或皮脂腺急性化脓性感染，主要致病菌是金黄色葡萄球菌（图3-1）。

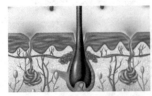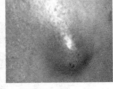

该病多发于面部、下肢、臀部。局部红、肿、热、痛，是直径小于2厘米的结节。随病

图3-1 疖

情发展中心呈白色脓性，有波动感，往往脓液排出后可消肿愈合。面部的疖肿往往较严重，可出现寒战、高热，甚至头痛，再发展可引起颅内感染。

慢性的多发性疖肿，可以反复发作，不易痊愈，跟机体抵抗力低有关。

Q2 如何治疗疖肿？

疖肿治疗可根据症状采取不同的治疗措施。

①轻者热敷、理疗，局部治疗即可，用碘酊或红霉素软膏、莫匹罗星软膏局部涂抹。

②有脓液者切开排出即可很快愈合。

③重者可配合选择抗生素，肌内注射或静脉滴注青霉素。

Q3 发生疖肿时需要注意什么？

疖肿发生时，应注意两点：①饮食注意忌辛辣刺激食物及牛羊肉等。②不要挤压疖肿，尤其是面部疖肿，而鼻子和嘴之间为"危险三角区"，若挤压发生在此处的疖肿，容易感染扩散入颅。

（二）痈

Q4 痈是什么感染性疾病？

与疖不同之处，痈是多个毛囊及其周围组织的急性化脓性感染，比疖严重。两者相同之处是致病菌一致，均为金黄色葡萄球菌。

Q5 痈病发病特征是什么？

该病好发部位为颈项、背部等皮肤较厚处。发病初始是患处皮肤为暗红的硬肿块，中央可见多个脓点，疼痛不很严重。随着病情加重，病变部位中央区皮肤、皮下组织坏死、破溃、可有脓血性分泌物，继而疮口呈现蜂窝状。

痈病比疖肿症状重，伴有全身症状，寒战、发热、疲乏、食欲缺乏等。如果延误治疗会出现脓毒血症。查血象，白细胞或中性粒细胞明显升高。

Q6 痛病治疗上应用什么方法？

①以抗炎为主，静脉滴注抗生素、青霉素或头孢唑啉钠。
②局部治疗，理疗、热敷。
③手术切开引流，一般切口呈"井""++"字，引流充分。
④适当休息，加强营养。

（三）急性蜂窝织炎

Q7 急性蜂窝织炎是哪种炎症的疾病？

该病多因皮肤、黏膜损伤后，皮下疏松结缔组织受病菌感染所致急性、弥漫性、化脓性感染。致病菌多为金黄色葡萄球菌，有时为乙型溶血性链球菌，也可为厌氧菌、大肠杆菌感染或混合性感染。

Q8 急性蜂窝织炎有哪些临床症状？

（1）局部症状　病变局部红、肿、热、痛，并向周围迅速扩大。红肿的皮肤与周围正常组织无明显的界限，中央部位颜色较深，周围颜色较浅。感染部位较浅、组织较松弛者，肿胀明显且呈弥漫性，疼痛较轻；感染位置较深或组织较致密时，则肿胀不明显，但疼痛剧烈。

（2）全身症状　患者多伴有不同程度的全身症状，如畏寒、发热、头痛、乏力和白细胞计数增高等。一般深部蜂窝织炎、厌氧菌和产气菌引起的捻发性蜂窝织炎，全身症状较明显，可有畏寒、高热、惊厥、谵妄等严重症状。口底、颌下和颈部的急性蜂窝织炎，可发生喉头水肿和压迫气管，引起呼吸困难，甚至窒息。有时炎症还可以蔓延到纵隔，引起纵隔炎及纵隔脓肿。

（四）丹 毒

Q9 丹毒是什么病？

这也是感染性疾病，由 β 溶血性链球菌侵入皮肤及其网状淋巴管引起的急性炎症（图 3-2）。

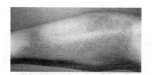

图 3-2 丹毒病

Q10 丹毒和蜂窝织炎表征相似，有何特点？

该病多发于颜面及小腿。致病的原发灶，如常见足癣、面部鼻腔黏膜损害等。发病急剧，可有畏寒、发热、头痛等全身症状。病变的皮肤典型表现为大片红疹，玫瑰红色、中间稍浅，病变部位皮肤略隆起于皮肤，边界清楚、烧灼样压痛。红肿处可出现水疱。红肿区压迫颜色可消退，解除后迅速恢复红色。局部淋巴结肿大。多次复发者，淋巴管受阻时，日久可形成象皮肿，多见于小腿。

Q11 **丹毒和蜂窝织炎都是感染，治疗方法一样吗？**

两者治疗原则都是一样的。抗菌药物治疗，抬高患肢，局部用硫酸镁溶液湿敷或理疗，对症治疗。不同的是，丹毒应用静脉滴注青霉素比较理想，蜂窝织炎伴有脓肿形成，要进行切开引流。

（五）淋巴管炎

Q12 **淋巴管炎是什么病？**

该病患处有一条"红线"，民间有种说法"出现这个病，用根红绳将患病的上方系住，不让它继续蔓延，否则会死人。"这其实就是淋巴管炎，是由化脓性细菌从破损的皮肤或感染病灶蔓延到附近淋巴管所致，大多继发于化脓性感染或外伤。

Q13 **淋巴管炎有什么致病特点？**

淋巴管炎由葡萄球菌和溶血性链球菌感染所致。

该病沿着肢体淋巴管方向可出现线状红肿，略隆起，肿痛，在病变远侧可见到原发感染灶。淋巴管炎可伴有附近区域淋巴结炎，如数个淋巴结炎症融合成硬块可发展成脓肿。可有发热、寒战、头痛、食欲缺乏等症状。

Q14 淋巴管炎治疗需要特殊处理吗？

该病无须特殊处理，治疗以抗菌药物治疗（青霉素首选）、抬高患肢、局部热敷及处理原发病灶以防止感染扩散为主。

（六）脑 震 荡

Q15 脑震荡是哪种外伤？

该病属于比较轻的颅脑损伤，往往会伴有短暂的意识丧失，但是神经系统检查没有器质性改变。

Q16 脑震荡有哪些临床特征？

患者必须具有明确头部外伤史，可有头皮血肿、头皮擦伤等。伤后患者会有短暂意识丧失，多在 30 分钟以内，有"逆行性健忘"（就是不能回忆受伤时的情况，以前的事能有记忆）。主要表现是头痛、头晕、恶心、失眠、耳鸣、健忘、心悸、烦躁等神经症状，一般持续 1 周左右。各种检查无阳性体征。

Q17 脑震荡的治疗方法是什么？

伤口予以处理，血肿早期冷敷，24 小时后可以热敷。一般治疗：静养休息，症状缓解后可以适当运动。对症：应用药物，缓解头痛、失眠等症状。

（七）颅脑损伤后综合征

Q18 颅脑损伤后综合征和脑震荡是同一种病吗？

（1）相同点：都有头部外伤史　该病症状和脑震荡一样，具有头痛、头晕、失眠、心悸、记忆减退等神经症状，甚至出现情绪改变、注意力减退、性功能改变等。神经系统检查无阳性发现。治疗上对症处理。

（2）不同点：此病没有意识障碍　该病患者主诉的不适感时间较长，甚至劳累后或噪声影响后症状加重。

（八）肋骨骨折

Q19 肋骨骨折是怎样发生的？

小儿和青年期，肋骨富有弹性，不易折断，有时有胸内脏器损伤而不发生肋骨骨折；老年人肋骨脱钙，脆弱，有时因轻伤甚至用力咳嗽或喷嚏，也可引起骨折。肋骨骨折一般由外来暴力所致。

直接暴力作用于胸部时，肋骨骨折常发生于受打击部位，骨折端向内折断，同时胸内脏器造成损伤。间接暴力作用于胸部时，如胸部受挤压的暴力，肋骨骨折发生于暴力作用点以外的部位，骨折端向外，容易损伤胸壁软组织，发生胸部血肿。

开放性骨折多见于火器或锐器直接损伤。此外，当肋骨有病理性改变，如在骨质疏松、骨质软化或原发性和转移性肋骨肿瘤的基础上发生骨折，称为病理性肋骨骨折。

Q20 肋骨骨折是哪种外伤？

该病由外力所致，最常见的是第四至第七肋容易骨折。可一根也可多根，也可以是一根肋骨上的一处或两处以上骨折。

Q21 肋骨骨折有什么临床特征？

该病患者有胸部外伤史。患处疼痛、局部压痛、可有淤血、皮下气肿，甚至局部有骨摩擦感或骨摩擦音。如果是多根、多处的骨折，可严重影响呼吸功能，甚至可有反常呼吸。骨折断端可刺破胸膜，可伤及肺组织，甚至出现血气胸。胸部 X 线检查可发现骨折。

Q22 肋骨骨折怎么治疗？

肋骨骨折的治疗原则为镇痛、清理呼吸道分泌物、固定胸廓、恢复胸壁功能和防治并发症。肋骨骨折多可在 2～4 周内自行愈合，治疗中也不像对四肢骨折那样强调对合断端。单纯性肋骨骨折本身并不致命。

（1）单处闭合性肋骨骨折的治疗　骨折两端因有上下肋骨和肋间肌支撑，发生错位、活动很少，多能自动愈合。宽胶条固定、多带条胸布固定或弹力胸带固定。单纯性肋骨骨折的治疗原则是镇痛、固定和预防肺部感染。可口服或必要时肌内注射镇痛药。

（2）连枷胸的治疗　纠正反常呼吸运动，抗休克、防治感染和处理合并损伤。当胸壁软化范围小或位于背部时，反常呼吸运动可不明显或不严重，可采用局部夹垫加压包扎。但是，当浮动幅度达3厘米以上时，可引起严重的呼吸与循环功能紊乱；当超过5厘米或为双侧连枷胸软胸综合征时，可迅速导致死亡，必须进行紧急处理。

（3）开放性骨折的治疗　应及早彻底清创治疗。清除碎骨片及无生机的组织，修平骨折断端，以免刺伤周围组织。如有肋间血管破损者，应分别缝合、结扎破裂血管远近端。剪除一段肋间神经，有利于减轻术后疼痛。胸膜破损者按开放性气胸处理。术后常规注射破伤风抗毒血清和给予抗生素防止感染。

（九）急性乳腺炎

Q23 急性乳腺炎是什么病？

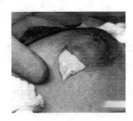

如图3-3所示，急性乳腺炎，指乳腺的急性化脓性感染，是产褥期的常见病，是引起产后发热的原因之一，最常见于哺乳妇女，尤其是初产妇。哺乳期的任何时间均可发生，哺乳开始期最为常见。

图3-3　乳腺炎

Q24 急性乳腺炎的常见病因有哪些？

（1）乳汁的淤积　乳汁淤积有利于入侵细菌的生长繁殖。

①乳头过小或内陷，妨碍哺乳，孕妇产前未能及时矫正乳头内陷，婴儿吮乳时困难。

②乳汁过多，排空不完全，产妇没有及时将乳房内多余乳汁排空。

③乳管不通，乳管本身炎症，肿瘤及外在压迫，胸罩脱落的纤维亦可堵塞乳管。

（2）细菌的侵入　沿淋巴管入侵是细菌侵入的主要途径。另外，婴儿经常含乳头而睡，也可使婴儿口腔内炎症直接侵入蔓延至乳管，继而扩散至乳腺间质引起化脓性感染。其致病菌以金黄色葡萄球菌为常见。

Q25 急性乳腺炎的临床症状有哪些？

（1）初起阶段　初起时常有乳头皲裂，哺乳时感觉乳头刺痛，伴有乳汁淤积不畅或结块，有时可有 1～2 个乳管阻塞不通。继而乳房局部肿胀疼痛，结块或有或无，伴有压痛，皮色不红或微红，皮肤不热或微热。全身症状不明显，或伴有恶寒发热，胸闷头痛，烦躁容易发脾气，食欲缺乏。

（2）化脓阶段　患乳肿块不消或逐渐增大，局部疼痛加重，或有搏动性疼痛，甚至持续性剧烈疼痛，伴有明显的触痛，皮色红，皮肤灼热，并有高热不退，恶心厌食，同侧腋窝淋巴结肿大、压痛等症状。至乳房红肿热痛第 10 天左右，乳房肿块中央渐渐变软，按之有波动感，局部漫肿发热，压痛明显，穿刺抽吸有脓液，有时脓液可从乳窍中流出，全身症状加剧。

（3）溃后阶段　当急性脓肿成熟时，可自行破溃出脓，或手术切开排脓。若脓出通畅，则局部肿消痛减，发热、怕冷症状消失，疮口逐渐愈合。若溃后脓出不畅，肿势不消，疼痛不减，身热不退，亦有溃后乳汁从疮口溢出，久治不愈，形成乳漏。

Q26 乳腺炎都要手术吗？

不是的。乳腺炎初期进行药物治疗，应用抗生素、静脉滴注青霉素等。如病情加重形成脓肿后须进行切开引流、换药等治疗。

辅助治疗：停止哺乳，保持乳汁通畅；乳房要辅助托起；局部热敷等。

Q27 如何区别急性乳腺炎和炎性乳腺癌？

急性乳腺炎应注意与炎性乳腺癌鉴别：①急性乳腺炎初起多发生在乳腺某一区段；而炎性乳癌细胞广泛浸润皮肤网状淋巴管，所以病变累及大部分乳房，且皮肤呈橘皮样外观。②炎性乳腺癌乳房内可触及巨大肿块，皮肤红肿范围甚广，但局部压痛及全身中毒症状均较轻；穿刺检查，可找到癌细胞确定诊断。

（十）乳房囊性增生病

Q28 乳房囊性增生病的易感人群有哪些？

本病是妇女常见病、多发病之一，多见于 25 ~ 45 岁女性，其本质上是一种生理增生与复旧不全造成的乳腺正常结构的紊乱。

在我国，囊性改变少见，多以腺体增生为主，故多称"乳腺增生症"。该病有恶变趋势，临床症状和体征有时与乳癌相混。

Q29 乳房囊性增生病的发病特征有哪些？

（1）乳房胀痛 常见单侧或双侧乳房胀痛或触痛。病程为 2 个月至数年不等，多数患者有周期性疼痛，月经前期发生或加重，月经后减轻或消失。本病的典型表现是乳房疼痛的周期性发作，但无此特征者也不能否定病变的存在。

（2）乳房肿块 常为多发性，单侧或双侧性，以外上象限多见；且大小、质地亦常随月经呈周期性变化，月经前期肿块增大、质地较硬，月经后肿块缩小、质韧而不硬。扪查时可触及肿块呈结节状，大小不一，与周围组织界限不清，多有触痛，与皮肤和深部组织无粘连，腋窝淋巴结不肿大。

此外，该病病程长、发展缓慢，有时可有乳头溢液等表现，呈黄绿色、棕色或血性，偶为无色浆液性。

（3）月经失调 患者月经前后不定期，量少或色淡，可伴痛经。

（4）情志改变 患者常感情志不畅或心烦易怒，每遇生气、精神紧张或劳累后加重。

Q30 乳房囊性增生病能治愈吗？

这个病无特别有效的治疗方法，以对症及辅助治疗为主，可口服乳癖消、小金丸、逍遥颗粒等，保持情志愉悦。但如果患者家族有乳腺癌病史，或切片上有恶变倾向应早期手术治疗。

（十一）急性阑尾炎

Q31 阑尾的位置在哪儿？

图 3-4 所示的麦氏点就是正常阑尾解剖的标准区域，即脐与右髂前上棘连线的中、外 1/3 交界点。也有异位阑尾，在左下腹、肝下、浆膜下等，但很少见。

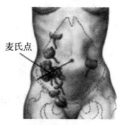

麦氏点

图 3-4　阑尾位置

Q32 阑尾炎都有什么症状？

典型的阑尾炎腹痛表现为转移性右下腹痛，即开始时表现为胃痛或肚脐周围疼痛，伴有恶心症状，随即转移至右下腹麦氏点区。该病最重要的体征是右下腹麦氏点的压痛，反跳痛。一般只有低热，无寒战。化脓性阑尾炎一般亦不超过 38℃。高热多见于阑尾坏疽、穿孔，甚至已经并发腹膜炎。

发病早期未转移至右下腹时，右下腹亦可出现固定性压痛，同样有诊断意义。但是相对于老人和小孩，压痛可能不明显。

若自己体检可以摸到右下腹饱满，疑似压痛性包块，边界不清且固定，应考虑阑尾周围脓肿。

血常规化验显示白细胞和中性粒细胞增高。

Q33 急性阑尾炎必须手术吗?

是的,只要确诊为急性阑尾炎必须手术治疗。否则,阑尾化脓会引起腹膜炎。

(十二)疝 气

Q34 什么叫疝气?

疝气,即人体组织或器官一部分离开了原来的部位,通过人体间隙、缺损或薄弱部位进入另一部位,俗称"小肠串气"(图3-5)。疝气有脐疝、腹股沟直疝、斜疝、切口疝等。

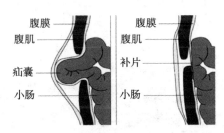

图3-5 疝解剖

疝一般具有以下几个组成部分。①疝门:即腹壁薄弱或缺损部位的入口处;②疝囊:是腹膜壁层经疝环突出的囊;③疝内容物:常见为小肠,其次是大网膜,有时腹膜间位器官如盲肠等,亦可滑入疝囊。④疝外被盖:指疝囊以外的腹壁各层组织,如筋膜、肌肉、皮下组织和皮肤等。

Q35 疝气有哪些症状?

疝气(腹股沟直疝)早期有轻度症状时,患者会感到疼痛、下腹坠胀、消化不良和腹泻等症状。病情不断发展后，由于肿块坠入阴囊，会造成活动及行走不便。严重者会发生嵌顿，如不及时处理，会造成肠坏死，甚至危及生命，因此要及时采取治疗措施，手术治疗是最佳方式。

（十三）痔　疮

Q36 痔疮有哪些类型？

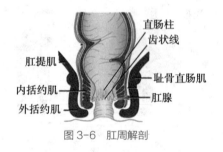

图 3-6　肛周解剖

痔疮以齿状线（图 3-6）为界可分为内痔和外痔，齿状线以上为内痔，以下为外痔，如上下都有为混合痔。俗语"十人九痔"，可见痔疮是很普遍的疾病。发作起来很痛苦，坐卧不宁，甚至有的患者伴有出血，重者可因出血发生贫血。内痔出血多为无痛性出血。

Q37 怎么防治痔疮？

痔疮的形成，一定程度上是因为静脉血回流不畅、淤积所致。如果患者没有出现大便出血的症状，也不会感到肛门处很难受，不需要进行治疗。痔疮症状很严重，或者说非手术治疗完全无效的情况下，则必须去医院做手术切除。具体治疗方法要根据痔疮的类型及程度进行选择。

①改变生活习惯，平时多吃一些富含膳食纤维的食物，促进肠道蠕动，使排便顺畅，不得久蹲厕所而蹲出痔疮。

②平时注意个人卫生，每天清洗肛门，同时可以采用热水坐浴的方法，帮助静脉血流循环变得顺畅一些。

③饮食方面要以清淡为主，不吃或少吃辛辣刺激的食物，像辣椒、生葱等，吸烟喝酒等不良习惯也要改掉，以免对局部造成刺激，引起充血。

④长时间的站立或久坐都很容易诱发痔疮，要多调换状态，站坐结合。平时可以多做一些提肛运动，帮助回纳痔块。

⑤在医生指导下使用痔疮膏，在每日清洗肛门之后，将药膏挤入患处。也可采取贴肚脐治痔疮等新疗法。

如外痔水肿急性期，土办法是用煮花椒水坐浴，有明显效果。

（十四）肛 裂

Q38 何为肛裂？

肛是肛管，裂是裂开，肛裂是消化道出口从齿线到肛缘这段最窄的肛管组织表面裂开，反复不愈的一种疾病（图3-7）。肛裂最常见的部位是肛门的前后正中，以前正中为多。肛裂的发病率约占肛肠病的20%，多以年轻人为主。肛裂更青睐女性，尤其是年轻女性。

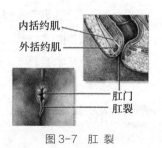

内括约肌
外括约肌

肛门
肛裂

图3-7 肛裂

Q39 肛裂的形成原因及伴随症状是什么？

排便时干硬粪便直接挤擦溃疡面和撑开裂口，造成剧烈疼痛，粪便排出后疼痛短暂缓解，经数分钟后由于括约肌反射性痉挛，引起较长时间的强烈疼痛。因此，肛裂患者恐惧排便使便秘更加严重，形成恶性循环。创面裂开可有少量出血，在粪便表面或便后滴血。大便的时候便纸上有血迹。

疼痛、便秘、便血是肛裂典型症状。

Q40 肛裂和内痔都会出血，有何不同？

肛裂为痛性出血，内痔为无痛性出血。

Q41 肛裂程度的划分标准是什么？

肛裂根据病情轻重可以分为 3 期。

（1）**Ⅰ期肛裂**　也称初发肛裂，即新鲜肛裂或早期肛裂。肛管皮肤表浅损伤，创口周围组织基本正常。

（2）**Ⅱ期肛裂**　也称单纯肛裂。肛管已形成溃疡性裂口，但无并发症，无肛乳头肥大、哨兵痔及皮下瘘管等。

（3）**Ⅲ期肛裂**　即指陈旧性肛裂，裂口呈陈旧性溃疡，合并肛乳头肥大及哨兵痔，或伴有皮下瘘管及肛隐窝炎症等。

Q42 如何治疗肛裂？

治疗肛裂的方法如下。

①Ⅰ期肛裂采取药物治疗一般可以控制或治愈。应用痔疮膏、利多卡因凝胶等。

②增加膳食纤维食物软化大便，养成按时排便的好习惯，或服通便药物保持大便通畅。

③扩肛。

④手术治疗。采取肛裂切除肛管松解术，这是临床最安全可靠的手术方法，适用于Ⅱ期、Ⅲ期肛裂。手术的目的是切除肛裂及其附属物，对肛管做降压处理。

（十五）肛周脓肿

Q43 什么是肛周脓肿？

肛周脓肿是指肛管、直肠周围软组织内或其周围间隙内发生急性化脓性感染，并形成脓肿，另称为肛管、直肠周围脓肿（图3-8）。感染是致病的主要原因。

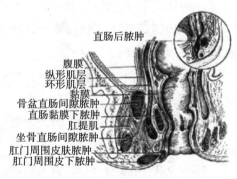

直肠后脓肿
腹膜
纵形肌层
环形肌层
黏膜
骨盆直肠间隙脓肿
直肠黏膜下脓肿
肛提肌
坐骨直肠间隙脓肿
肛门周围皮肤脓肿
肛门周围皮下脓肿

图3-8　肛周脓肿

Q44 肛周脓肿的主要症状是什么？

发病初期为肛门周围出现了一个小硬块或肿块，继而疼痛加剧、红肿发热、坠胀不适、坐卧不宁、夜不能眠、大便秘结、排尿不畅呈里急后重等直肠刺激症状，并随之出现全身不适、精神疲惫乏力、体温升高、食欲减退、寒战高热等全身中毒症状。一般在 1 周左右可形成脓肿，在肛门周围进行直肠内指诊可摸到柔软、压痛、有波动的肿物。

Q45 如何治疗肛周脓肿？

早期确诊可以应用抗生素，全身加局部用药，形成脓肿后自行破溃，或手术切开引流。该病往往容易形成肛瘘，可进行二次肛瘘手术。

Q46 如何预防肛周脓肿发生？

预防肛周脓肿，应注意以下 7 点。

①积极锻炼身体，增强体质，增进血液循环，加强局部的抗病能力，预防感染。

②保持肛门清洁，勤换内裤，便后清洁肛门，对预防感染有积极作用。

③积极防治其他肛门疾病，如肛隐窝炎和肛乳头炎，以避免肛周脓肿和肛瘘发生。

④避免久坐湿地，以免肛门部位受凉受湿，引起感染。

⑤防治便秘和腹泻，对预防肛周脓肿与肛瘘形成有重要意义。

⑥一旦发生肛周脓肿，应早医治，以防其蔓延、扩散。

⑦如不及时治疗可引起以肛周脓肿为临床表现的其他疾病，如溃疡性大肠炎等。

Q47 肛周脓肿、痔疮、肛周疖肿都是肿痛，怎么区别？

　　肛周疖肿，病变在肛门周围皮下，为皮肤浅表性的急性化脓性疾病，其特点是色红、灼热、疼痛、突起病灶浅，肿势局限，范围多在 3 厘米左右，肿胀中心与毛囊开口是一致的，中央有脓栓，与肛窦无关，多数自行破溃，化脓即愈，一般无全身症状，无后遗肛瘘。痔疮是肛门静脉曲张造成的，外痔的症状以疼痛瘙痒为主，很少伴感染症状，而内痔则以流血及便后痔疮脱出为主。

（十六）颈 椎 病

Q48 为什么颈椎容易受伤？

　　颈椎，指颈椎骨，是位于头以下、胸椎以上的部位。颈椎共由 7 块颈椎骨组成（图3-9），除第一颈椎和第二颈椎外，其他颈椎之间都夹有一个椎间盘，加上第七颈椎与第一胸椎之间的椎间盘，颈椎共有 6 个椎间盘。除第

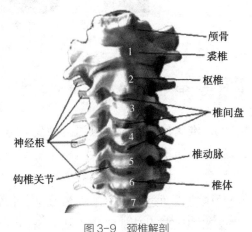

图 3-9　颈椎解剖

一颈椎、第二颈椎结构有所特殊外，其余颈椎与胸段、腰段椎骨大致相似，均由椎体、椎弓、突起（包括横突，上、下关节突和棘突）等基本结构组成。椎体在前，椎弓在后，两者环绕共同形成椎孔。所有的椎孔相连就构成了椎管，脊髓就容纳于其中。颈椎又是脊柱椎骨中体积最小，但灵活性最大、活动频率最高、负重较大的节段。所以，颈椎容易受伤。

从图3-10的颈椎X线摄片可看出，正常颈椎生理曲度呈"S"形，能增加颈椎的弹性，减轻和缓冲重力的震荡，防止对脊髓和大脑的损伤。由于长期坐姿、睡姿不良和椎间盘髓核脱出退变时，颈椎的前凸可逐渐消失，甚至可变直或呈反张弯曲，即向后凸，成为颈椎病X线检查上较为重要的诊断依据之一。

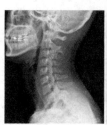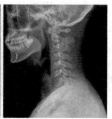

正常颈椎　　　　　颈椎生理曲度变直

图3-10　颈椎对比

Q49 颈椎病的临床症状有哪些？

颈椎病是指由于颈椎退行性变而导致的椎间盘变性突出、椎体后缘骨质增生、钩椎关节增生骨刺形成、黄韧带肥厚等，引起颈椎椎管、椎间孔或横突孔变形狭窄以及颈椎不稳定，以致直接刺激压迫或通过压迫影响血液循环，使颈脊髓、神经根、椎动脉或交感神经发生功能障碍，从而出现一系列相应的临床症状，称为颈椎病。可以分为以下几个类型。

（1）**颈型颈椎病**　以颈部局部症状为主，有头、颈、肩疼痛等异常感觉，并伴有相应的压痛点。X线摄片上显示颈椎生理曲度改变或椎间关节不稳等表现。

（2）**神经根型颈椎病**　发病率最高，约60%，有较典型的根性症状（即我们所说的像一根筋一样从颈项向手臂放射、麻木、疼痛），与颈脊神经所支配的区域相一致。

压头试验或臂丛牵拉试验阳性。影像学所见与临床表现相符合。

（3）**脊髓型颈椎病**　临床上出现脊髓受压的表现。颈痛不明显，以四肢乏力，行走、持物不稳为最先出现的症状。随着病情的加重发生自下而上的运动神经原瘫痪。

X线摄片上显示椎体后缘骨质增生、椎管狭窄。影像学证实存在脊髓压迫。

（4）**椎动脉型颈椎病**　可表现为旋转性、浮动性或摇晃性眩晕，最为常见；还有枕部、顶枕部，也可以放射到颞部的头痛，多为胀痛，常伴有自主神经功能紊乱症状；突发性弱视或失明、复视等视觉障碍；可出现猝倒发作，多在头部突然旋转或屈伸时发生，倒地后再站起即可正常活动。

旋颈试验阳性。X线摄片显示节段性不稳定或枢椎关节骨质增生。

（5）**交感神经型颈椎病**　主要表现为头晕、眼花、耳鸣、手麻、心动过速、心前区疼痛等一系列自主神经症状。

（6）**其他类型**　如食管压迫型颈椎病。颈椎椎体前乌嘴样增生压迫食管引起吞咽困难（经食管钡剂检查证实）。

Q50 如何预防颈椎病？

（1）**强化颈部肌肉和韧带**　要加强颈部肌肉锻炼，可以增强颈椎生物力学结构的稳定性，但不宜进行激烈的如摇头、颈前伸、左右晃动、低头等锻炼。

（2）**选择合适的枕头**　防止外伤与落枕外伤（如车祸造成的"挥鞭伤"），其可能损伤颈部肌肉和韧带，破坏颈椎的稳定性，会诱发及加重颈椎病。落枕也是一种损伤，因用枕不当造成，故总是在睡后发病。

（3）**避免受寒**　受寒会导致肌肉张力增强、失去弹性，从而易于损伤，张力增高也会增加椎间盘压力、压缩椎间隙而恶化神经根压迫症状，受寒还可能导致神经根周围的炎症加重。

（4）**足底反射区治疗**　双脚第一趾内侧第一节为足穴的颈椎反射区，每日用手按压此部位，对颈椎病有一定疗效。

（5）**慎用颈椎牵引**　颈椎最重要的是保持正常的、稳定的生物力学结构，就是生理曲度（又称生理前屈、前凸），而牵引将导致颈椎生理曲度变直而不是恢复，故要选择好适应证，不宜自行牵引。

（6）**药物治疗**　西药在本病的治疗中可起到辅助的对症治疗作用，可选择应用镇痛剂、镇静剂、维生素（如维生素 B_1、维生素 B_{12}）。医院用药可选用血管扩张剂及中草药等，对症状的缓解有一定的效果。

（十七）骨关节炎

Q51 骨关节炎是一种什么样的病？

如图 3-11，骨关节炎是骨关节的一种退行性病变，由于增龄、肥胖、劳损、创伤、关节先天性异常、关节畸形等诸多因素引起的关节软骨退化损伤、关节边缘和软骨下骨反应性增生，又称骨关节病、退行性关节炎、老年性关节炎、肥大性关节炎等。临床表现为缓慢发展的关节疼痛、压痛、僵硬、关节肿胀、活动受限和关节畸形等。

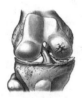 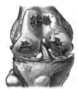

第一阶段　　　　　第二阶段　　　　　第三阶段

图 3-11　骨关节炎病变

Q52 骨关节炎有哪些临床症状？

（1）**典型症状**　关节疼痛，多于晨间发生，但活动后疼痛反而减轻，也不能活动过多，会因关节摩擦而使疼痛加重。另一症状是受累关节活动不灵便，长时间保持一定体位后感觉关节僵硬，要经过一定时间活动才感到自如。

（2）**相关症状**　关节疼痛、关节畸形、关节肿大、关节积液、骨赘大量增生、炎性损害、晨僵、关节肿胀、小腿寒冷酸痛、骨压痛、伸曲不利、腰骶疼痛。

Q53 如何治疗骨关节炎？

①应用布洛芬、美洛昔康、双氯芬酸钠肠溶片等非甾体类药物镇痛、抗炎，或者用中成药通络镇痛。

②适当休息，肥胖病人积极减少体重以减轻关节负荷。

③做适合自己的运动，局部热敷、按摩、针灸、红外线、超声波治疗等。

④手术。根据病情切除骨赘、修整关节面、关节游离体摘除等对症选择手术。现在有微创疼痛治疗和置换关节等方法。

农村常见中毒性疾病

四

（一）有机磷农药中毒

Q1 有机磷农药的类型有哪些？

有机磷农药是农业常用杀虫剂，毒性较强。可以分为三大类。

（1）**剧毒类** 甲基异柳磷、硫丹、甲醛等。

（2）**中等毒性** 敌敌畏、敌百虫、多菌灵等。

（3）**低毒性** 辛硫磷、吡虫啉等。

Q2 农药中毒是如何引起的？

人们在生产和使用农药过程中，通过皮肤、黏膜或呼吸道吸入等途径可引起农药中毒；还有的是误服、自杀服用农药或食用被农药污染的食物引起的中毒。

Q3 农药中毒后有哪些症状？

一次大量食入或吸入浓的毒物后，有的可在 3 分钟以内发病，一般在 30 分钟至 12 小时内发作。根据受损神经不同，表现为以下 3 种。

①腺体分泌增加，大汗、流涎和支气管分泌物增多。虹膜括约肌收缩使瞳孔缩小，胃肠平滑肌兴奋引起恶心、呕吐、腹泻、腹痛。心血管系统受抑制而致心跳缓慢，血压下降。因与毒蕈中毒症状相似，故称"毒蕈碱样作用"。

②肌肉纤维颤动或抽搐，晚期则见肌无力或麻痹。可见血压上升、心率加快、体温升高等症状，这与烟碱中毒的症状相似，称"烟碱样作用"。

③中毒早期有头晕、头痛，出现言语障碍、神志不清和阵发性抽搐等，重者可因呼吸中枢麻痹而致死。

并发症：上消化道出血、心力衰竭、心律失常、中毒性肝炎、肾损害等。如皮肤接触会出现红斑、水疱、糜烂等。

Q4 如何治疗农药中毒？

（1）一般治疗　接触中毒者应迅速脱去污染的衣服，用大量的清水反复冲洗皮肤和黏膜。吸入毒气时应将病人移到空气清洁的环境，必要时吸氧，有窒息者应进行气管插管和机械通气。误服农药者要及时洗胃。因为有机磷农药（除敌百虫外）易在碱性溶液中分解失效，故可用2%～4%碳酸氢钠溶液洗胃，也可用生理盐水或清水洗胃。由于有机磷农药中毒时可延长胃排空时间，故洗胃时间不受限制，应反复、多次、彻底的清洗，直至洗出液无味为止。洗胃结束前由胃管内灌入硫酸镁导泻，忌用油类泻药。

（2）特殊治疗

①胆碱能神经抑制剂　如阿托品，可拮抗乙酰胆碱的毒蕈碱样作用，提高机体对乙酰胆碱的耐受性，尤其可解除平滑肌痉挛，抑制支气管分泌，保持呼吸道通畅，防止发生肺水肿，并对高血压和心律失常有拮抗作用，但对烟碱样作用无效。主要对乐果、马拉硫磷引起的中毒有效。

②胆碱酯酶复活剂　如解磷定、氯解磷定、双复磷等，对解除烟碱样作用和促进昏迷病人苏醒有明显作用，与阿托品有

协同作用。主要对有机磷类农药中毒有明显效果。

Q5 农药中毒治疗有何特殊注意事项？

（1）解毒药应早期、足量、反复使用 对中度、重度中毒者原则上可两种解毒药同时应用，此时阿托品的用量可适当减少。

大剂量阿托品必须在确诊后方可使用，并注意阿托品过量或中毒症状出现。在应用阿托品的过程中如瞳孔仍缩小、面色苍白、肺内啰音不减少情况下，虽心率增快仍可继续应用，说明尚未达阿托品化。

解磷定不能与碱性液混合使用，否则可水解为剧毒的氰化物。静脉注射时药液不可外漏。

氯解磷定一般禁忌与碱性溶液混用，可静脉滴注或肌内注射。

（2）其他措施

①保持呼吸道通畅。及时清理呼吸道分泌物，有呼吸衰竭时可插管，正压给氧。

②纠正水和电解质的紊乱。

③掌握输液速度和液量。对有肺水肿或脑水肿的病人应严格掌握输液速度和液量。

④输新鲜血。对治疗中症状改善不明显者可输新鲜血，补充提高胆碱酯酶的活力。

⑤应用肾上腺皮质激素。重度中毒的病人可给肾上腺皮质激素，以抑制抗体对药物的反应，改善脑水肿和肺水肿，解除支气管痉挛及喉水肿。

⑥密切观察。应密切观察 24～48 小时，以免重复出现症状。

（3）并发症的治疗

①呼吸、心搏骤停　由于中毒量大或抢救不及时造成。应立即进行清理呼吸道、人工呼吸或气管插管、机械通气、有效的心脏按压，使心、肺和脑尽快复苏。药物可用阿托品肌内或静脉注射。

②急性呼吸衰竭　由于烟碱样作用的结果，导致呼吸麻痹以至呼吸衰竭，主要是通气障碍，血气显示 $PaO_2 < 8$ 千帕（60 毫米汞柱），$PaCO_2 > 6$ 千帕（45 毫米汞柱）。还可因支气管分泌物增加、肺水肿导致急性呼吸窘迫综合征（ARDS），发现进行性吸气性呼吸困难伴低氧血症。此时应早给氧、气管插管，或气管切开和机械通气，可用呼气末正压通气（PEEP）或高频通气，同时给予地塞米松 4～8 毫克静脉推注，继之静脉滴注，每 4～6 小时1 次，连用 3 天左右。

③心脏受累　可用相应的抗心律失常的药物。室颤及时用电复律，还可用超速心脏起搏或用异丙肾上腺素静脉滴注。

④阿托品过量　应及时停药。

⑤消化道出血　早期因剧烈呕吐致食管黏膜撕裂综合征；或因洗胃时损伤、毒物腐蚀胃黏膜致糜烂或溃疡出血；晚期因缺氧、大剂量肾上腺皮质激素应用发生弥漫性出血性胃炎，可用冰水或盐水加入去甲肾上腺素口服或灌入，休克时应扩容。

⑥反跳及有机磷溶剂的毒性作用　以乐果中毒最常见，即在抢救成功后 3～10 日又突然表现急性中毒症状，如神志改变、肺水肿及呼吸衰竭。有的表现心律失常，病人可能很快死亡。预防反跳的发生首先应彻底洗胃，阿托品解毒剂量应足够，持续时间应较长。

（二）酒精中毒

Q6 酒精中毒有哪些表现？

酒精中毒是指酒精（乙醇）饮用过量对中枢神经系统产生先兴奋后抑制的作用效果，重度中毒可使呼吸、心跳抑制而死亡。酒精中毒的临床表现为恶心、呕吐、头晕、谵语、躁动等，严重者会导致昏迷、大小便失禁、呼吸抑制等情况，较危急，建议尽快送医院就医。

Q7 酒精中毒的治疗措施有哪些？

酒精中毒后的治疗应根据症状程度采取相应措施。

①清除毒物（催吐、洗胃、导泻）。

②使用解毒药。对轻中度中毒者以补液、呋塞米及纳洛酮治疗即可。对重度中毒者应加用激素、脱水降颅压等治疗。

③合并消化道出血等对症、支持治疗。

（三）沼气中毒

图 4-1 中所示为深井操作前测试有无沼气的土办法，如动物能"平安返回"，可以判断沼气浓度不至于致死；反之，则不能下井作业。

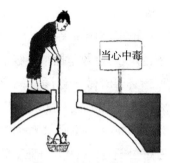

图 4-1 测沼气土方法

Q8 沼气中毒有何症状？

沼气是混合气体，主要成分为甲烷，还包括二氧化碳、一氧化碳和硫化氢等。甲烷是一种无色无味的气体，是广泛存在于天然气、煤气、沼气、淤泥池塘和密闭的窖井、池塘、煤矿（井）和煤库中的有害气体之一。

如果甲烷浓度高，会使氧气含量下降，就会导致窒息，重者会死亡。如甲烷含量达到 25% ~ 30% 时，人就会发生头痛、头晕、恶心、注意力不集中、动作不协调、乏力、四肢发软等症状。若甲烷含量超过 45% 时，人会因严重缺氧而出现呼吸困难、心动过速、昏迷以致窒息而死亡。

Q9 出现沼气中毒如何急救？

①发生沼气中毒时，应立即将中毒病人转移到空气流通的地方，解开衣扣和裤带，保持呼吸道畅通。同时，注意保暖，避免受凉和继发感染。症状轻者不需特殊处理，适当服用索米痛片、氯氮等药物。中度中毒病人，应给予刺激，针刺人中、涌泉等穴

位，并及时送医院抢救。

②急救措施：一是迅速将中毒者移离现场（抢救人员必须佩戴有氧防护面罩），紧急联系急救车抢救，吸氧，有条件的送高压氧舱。二是人工呼吸。必要时做气管插管，予兴奋剂洛贝林。三是防治脑水肿，20% 甘露醇 250 毫升静脉注射，并加入呋塞米 20 毫克。四是地塞米松 20～40 毫克加入 10% 葡萄糖注射液 500 毫升中静脉滴注，并予三磷酸腺苷（ATP）、辅酶 A、细胞色素 C 等。

Q10 如何预防沼气中毒？

沼气中毒是可以预防和避免的。①在清理沼气池时，提前 2 天打开沼气的出料口、进料口和气门，让停留在沼气池中的沼气通过空气流通跑净。②下池操作不必过急，时间不宜过长，如感到不舒服应立即出池，离开沼源。

（四）一氧化碳中毒

Q11 一氧化碳中毒是怎么回事？

一氧化碳中毒是含碳物质燃烧不完全时的产物（一氧化碳）经呼吸道吸入引起的中毒。一氧化碳与血红蛋白的亲和力比氧与血红蛋白的亲和力高 200～300 倍，所以一氧化碳极易与血红蛋白结合，形成碳氧血红蛋白，使血红蛋白丧失携氧的能力和作用，造成组织窒息。其对全身的组织细胞均有毒性作用，尤其是对大脑的影响最为严重。

Q12 一氧化碳中毒后有何症状?

（1）中枢神经系统损害

①轻度中毒　头痛、头晕、失眠、视物模糊、耳鸣、恶心、呕吐、全身乏力、心动过速、短暂昏厥。血中碳氧血红蛋白含量达10%～20%。

②中度中毒　上述症状加重，口唇、指甲、皮肤黏膜出现樱桃红色，多汗，血压先升高后降低，心率加速，心律失常，烦躁，一时性感觉和运动分离（即尚有思维，但不能行动）。症状继续加重，可出现嗜睡、昏迷。血中碳氧血红蛋白为30%～40%。如及时抢救，可很快清醒，一般无并发症和后遗症。

③重度中毒　患者迅速进入昏迷状态。初期四肢肌张力增加，或有阵发性强直性痉挛；晚期肌张力显著降低，患者面色苍白或青紫，血压下降，瞳孔散大；最后因呼吸麻痹而死亡。经抢救存活者可有严重并发症及后遗症。

（2）其他损害　除中枢神经系统症状外，一氧化碳中毒可出现肺水肿、呼吸衰竭、上消化道出血、休克、脑神经及周围神经病变等。

（3）迟发脑病　急性一氧化碳中毒患者昏迷苏醒后，经2～60天的"假逾期"，出现神经精神症状，称为迟发性脑病。表现为智能减退、幻觉、妄想、兴奋躁动或去大脑皮质状态；锥体外系障碍表现为震颤、肌张力增高、主动运动减少等类似帕金森综合征；锥体系损害表现为偏瘫、小便失禁、病理征阳性；大脑皮质局灶性功能障碍则表现为失语、失明、失写及继发性癫痫发作等。

Q13 一氧化碳中毒后，医院的救护措施有哪些？

①改善组织缺氧，保护重要器官。一是立即将患者移至通风、空气新鲜处，解开领扣，清除呼吸道分泌物，保持呼吸道通畅。必要时进行口对口人工呼吸或气管插管，或行气管切开。冬季应注意保暖。二是吸氧。有条件者行高压氧治疗，效果最佳。三是保护心脑等重要器官。可用细胞色素 C 30 毫克静脉滴注（用前做皮肤试验），或将三磷酸腺苷 20 毫克、辅酶 A 50 单位、普通胰岛素 4 单位加入 25% 葡萄糖注射液 250 毫克中静脉滴注。

②有脑血管痉挛、震颤性麻痹者，可用阿托品。防治脑水肿应用高渗脱水剂，如 20% 甘露醇与高渗葡萄糖液交替静脉滴注，或并用利尿剂及地塞米松。脑水肿多出现在中毒后 2～4 小时。

③纠正呼吸障碍。可用呼吸兴奋剂，如洛贝林等。重症缺氧、深昏迷 24 小时以上者可行气管切开，呼吸停止者立即进行人工呼吸，必要时气管插管、加压给氧、使用人工呼吸器。

④纠正低血压。发现休克征象者立即进行抗休克治疗。

⑤对症处理。惊厥者应用苯巴比妥、地西泮（安定）镇静。震颤性麻痹服苯海索（安坦）2～4 毫克，3 次 / 日。瘫痪者肌内注射氢溴酸加兰他敏 2.5～5 毫克，口服 B 族维生素和地巴唑，配合新针、按摩疗法。

⑥预防感染。对长期昏迷者给抗生素治疗。

⑦其他治疗。如高压氧疗法、放血疗法等。

（五）蝎子蜇伤

Q14 蝎毒的作用机制是什么？

蝎子又称全虫，有毒，主要分布于我国北方地区，蝎子蜇伤多由家蝎引起。蝎毒是一种蛋白性神经毒，强酸性，体内吸收后可作用于神经系统，先兴奋后抑制，对心血管也有兴奋作用。

Q15 蝎子蜇伤的临床症状有哪些？

人被蝎子蜇伤后，轻者为局部症状，伤处剧痛、红肿、水疱等。有时蜇伤中心可见一出血点，以后红肿处可能会出现一条红线向上蔓延，是淋巴管发炎的表现，也会出现淋巴结肿痛。蝎蜇伤中毒程度重者还可有头痛、头晕、畏光、流泪、恶心、呕吐、肌肉疼痛、抽搐、心动过缓、嗜睡，甚至出现上消化道出血和呼吸衰竭。局部症状加重则会剧痛、高热、皮肤变为黑褐色，甚至发展成蜂窝织炎。

Q16 蝎子蜇伤的急救措施有哪些？

轻者立即用手拔除毒钩，用手指挤出毒液，也可用吸奶器、拔火罐等方法自伤口处吸出毒液。局部冷敷，伤口用淡碱水、肥皂水或 2% 碳酸氢钠液局部涂敷。如四肢被蜇伤应立即用止血带结扎或用氯乙烷喷雾使蜇伤处降温，以阻止毒素吸收扩散。伤口疼痛剧烈的可用 0.1% ~ 1% 普鲁卡因注射液局部麻醉，疼痛在数分钟内即可减轻。

重者需在伤口近端结扎止血带，并将伤口呈"+"字形切开，再用 1∶5 000 高锰酸钾液冲洗伤口。有条件的应注射抗蝎毒血清并给予氢化可的松 100 ~ 200 毫克静脉滴注，采取适当措施以预防继发性感染和肺水肿。

（六）蜱虫叮咬伤

Q17 如何判断蜱虫叮咬伤？

被蜱虫（图 4-2）叮咬伤常表现以下症状。

黑痣样：患者被叮咬处就像突然长了一个黑痣，蜱虫的前肢和口器咬住病人皮肤，叮在皮肤上不松口，甚至叮入真皮和皮下组织，只露一个黑色的尾部在皮肤外边，看上去就像长了一颗黑痣，不容易诊断。

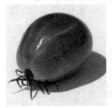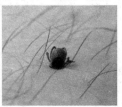

图 4-2　蜱　虫

明显的红肿：蜱虫会咬噬皮肤和吞噬血液、皮表细胞和皮屑，所以蜱虫叮咬的周围会出现红肿，也就是说病人被叮咬处炎症会比较重，同时病人会有痛感、痒感或者没有感觉。

质地坚硬：由于蜱虫属于甲壳虫性质，所以蜱虫叮咬处的皮肤表面摸上去是硬硬的。

Q18 如何处理蜱虫叮咬伤？

蜱虫叮咬初期，首先要进行鉴别判断，一旦确认为蜱虫叮咬后，要第一时间将蜱虫从身体里取出。若拿镊子夹不掉，用手拉不出来，则抹上有刺激性气味的药物，虫子自己就松口了。除此之外，在叮咬处涂一些莫匹罗星软膏、达维邦软膏、酒精、碘酊、护手霜等都是可以的，用麻药、利多卡因凝胶也是有效的，可以使蜱虫松开它的前肢和口器，从而它自己就会脱落下来。

Q19 如何防止被蜱虫叮咬？

北方人把蜱虫叫作草爬子、狗鳖等，在牧区和多草的地方比较常见。为防止被蜱虫叮咬，在多草的地方最好穿长袖长裤的衣服和全封闭的鞋子，并且袖口最好是可以扎紧的，下摆最好可以缩口，这样可以避免蜱虫从衣服的缝隙里钻进去。总之，尽量不要裸露皮肤，避免被蜱虫叮咬。蜱虫叮咬本身不可怕，可怕的是继发的莱姆病。

（七）水蛭叮咬伤

Q20 水蛭叮咬伤后都有什么表现？

当人在水中劳动或游泳时被水蛭叮咬伤，初被咬时一般不觉疼痛或仅感瘙痒，直到水蛭吸血后离去或取掉水蛭时才感到疼痛，局部皮肤可见到一个三角形的伤口，周围皮肤可出现红斑或风团，严重者可出现大疱及坏死，个别的可出现全身反应或休克。较小的水蛭有时可钻入阴道引起阴道流血，亦可侵入尿道引起尿痛或血尿。在池塘洗脸、游泳或饮生水时，水蛭可钻入鼻腔，引起间歇性鼻塞、鼻衄、鼻痛、流涕及鼻内蠕动感。水蛭叮咬伤多见于小腿、足背及浸水部位。

Q21 如何处理水蛭叮咬伤？

若水蛭已吸附在皮肤上，切不可用手强拉，以免吸盘断在伤口内引起流血不止。应采取如下办法取出水蛭。

①用手掌或鞋底连续拍击虫体，水蛭可自行退出脱落。

②取食盐或浓醋、白酒、旱烟油置于虫体表面，数分钟至10余分钟，水蛭可自动退出。

③水蛭进入阴道、鼻腔、尿道时不要惊慌，也不可用手强行拉出，可在局部涂蜂蜜、香油或青鱼胆，水蛭会自动退出体外。亦可用2%普鲁卡因加1%肾上腺素注射液浸湿棉球塞入阴道或鼻腔内，或用浓盐水灌注，几分钟后水蛭失去活力然后取出。

被水蛭叮咬伤的皮肤应涂搽消炎药，以防继发感染。

（八）蜂蜇伤

Q22 蜂蜇伤后的表现是什么？

单个蜜蜂蜇伤很少引起全身症状，仅有轻微局部症状，无须特殊处理。若为蜂群或黄蜂蜇伤，则可能引起全身中毒反应。

①轻度蜂蜇伤后仅表现为蜇伤局部红肿、疼痛、瘙痒、少数有水疱或皮肤坏死。一般来说，数小时后症状即可消失、自愈。

②重者可迅速出现全身中毒症状，有发热、头痛、呕吐、腹痛、腹泻、烦躁不安，以至肌肉痉挛、昏迷，甚至休克、肺水肿及急性肾功能衰竭，最后可因心脏、呼吸麻痹而死亡。

③部分对蜂毒过敏的患者，在蜇伤后可立即出现荨麻疹、喉头水肿、哮喘，甚至支气管痉挛，重者可因过敏性休克、窒息而死亡。

Q23 蜂蜇伤后的处理措施有哪些？

（1）**局部处理**　伤口残留毒刺的立即拔出或用针挑出，勿挤压伤处，以免增加毒液的吸收。如为蜜蜂蜇伤，其毒液为酸性，可用肥皂水、3% 氨水或 5% 碳酸氢钠液涂敷蜇伤局部；黄蜂蜂毒与蜜蜂蜂毒不一样，为弱碱性，所以局部可用食醋或 1% 醋酸擦洗伤处。局部疼痛剧烈时可在伤口周围注射盐酸普鲁卡因注射液或皮下注射盐酸依米丁 30 毫克。

（2）**全身症状处理**　轻者可口服抗组胺药、镇痛药；重者可皮下注射或肌内注射 1∶1 000 肾上腺素 0.5 ~ 1 毫升或静脉滴注氢化可的松 100 ~ 200 毫克或地塞米松 5 ~ 10 毫克。因过敏性休克发生心跳呼吸停止的则应进行心肺复苏。

（九）四季豆中毒

Q24 为什么会发生四季豆中毒现象？

四季豆引起中毒可能与品种、产地、季节和烹调方法有关。烹调不当是引起中毒的主要原因，多数为没有炒煮熟透所致。未煮熟的四季豆中含有皂素，皂素对消化道黏膜有较强的刺激性；另外，未成熟的四季豆可能还含有凝聚素，具有凝血作用。

Q25 常见四季豆中毒症状是什么？

摄入未煮熟的四季豆，引起中毒的潜伏期为数十分钟，一般不超过5小时，主要为胃肠炎症状，如恶心、呕吐、腹痛和腹泻。呕吐少则数次，多者可达数十次。另有头晕、头痛、胸闷、出冷汗及心慌，胃部有烧灼感。大部分病人白细胞增高，体温一般正常，病程一般为数小时或1～2天。患者有时会四肢麻木、胃烧灼感、心慌和背痛等。若中毒较深，则需送医院治疗。

Q26 如何预防四季豆中毒？

预防四季豆中毒的方法非常简单，只要把全部四季豆煮熟焖透就可以了。每一锅的量不应超过锅容量的一半，用油炒过后，加适量的水，盖上锅盖焖10分钟左右，并用铲子不断地翻动四季豆，使它受热均匀。另外，还要注意不买、不吃老四季豆，把四季豆两头摘掉，因为这些部位含毒素较多。若四季豆外观失去原有的生绿色，吃起来没有豆腥味，就不会中毒。

（十）马铃薯中毒

Q27 为什么未成熟或发芽的马铃薯会引起中毒？

马铃薯俗称土豆或洋山芋，属茄科，含龙葵素。其致毒成分为茄碱，又称马铃薯毒素，是一种弱碱性的糖苷生物碱，故又名龙葵苷，可溶于水，遇醋酸极易分解，高热煮透即能解毒。龙葵素具有腐蚀性、溶血性，并对运动中枢及呼吸中枢有麻痹作用。每 100 克马铃薯含龙葵苷仅 5 ~ 10 毫克；未成熟、青紫皮的马铃薯或发芽马铃薯含龙葵苷增至 25 ~ 60 毫克，甚至高达 430 毫克。所以，大量食用未成熟或发芽的马铃薯可引起急性中毒。

Q28 马铃薯中毒的常见症状是什么？

龙葵素对胃肠道黏膜有较强的刺激作用，对呼吸中枢有麻痹作用，并能引起脑水肿、充血。此外，它对红细胞有溶血作用。发芽马铃薯中毒一般在食后数十分钟至数小时发病，先有咽喉及口内刺痒或灼热感，继有恶心、呕吐、腹痛、腹泻等症状。轻者 1 ~ 2 天自愈；重者因剧烈呕吐而有失水、电解质紊乱、血压下降等症状；严重中毒患者有昏迷及抽搐，最后因呼吸中枢麻痹而导致死亡。

Q29 马铃薯中毒的预防和处理措施有哪些?

马铃薯贮藏应低温, 避免阳光直射, 防止生芽。不吃生芽过多、黑绿色皮的马铃薯。少部分发芽马铃薯应深挖去发芽部分, 且将芽眼周围的皮削掉一部分, 并用凉水浸泡 30 分钟以上, 弃去水后再煮透, 倒去汤汁才可食用。在煮马铃薯时可加米醋, 因其毒性遇醋酸可分解。

发现中毒后应立即用 1∶5 000 高锰酸钾或 0.5% 鞣酸或浓茶洗胃, 补充液体纠正失水。呼吸困难时积极给氧和应用适量呼吸兴奋药, 若呼吸中枢麻痹应使用人工呼吸机。

（十一）细菌性食物中毒

Q30 细菌性食物中毒是什么样的疾病?

该病是由于进食被细菌或细菌毒素所污染的食物而引起的急性感染中毒性疾病。根据发病机制可分为 3 种类型。

（1）**感染型中毒** 细菌在食品中大量繁殖, 摄取了这种带有大量活菌的食品, 肠道黏膜受感染而发病。沙门氏菌、副溶血性弧菌、变形杆菌、致病性大肠杆菌等是常见致病菌。

（2）**毒素型中毒** 是由细菌在食品中繁殖时产生毒素而引起的中毒, 摄入的食品中可以没有原来产毒的活菌, 如肉毒中毒、葡萄球菌肠毒素中毒等。

（3）**过敏型中毒** 由于细菌的作用, 食品中产生大量的有毒胺（如组胺）而使人产生过敏样症状的食物中毒。引起此型中毒的食品为不新鲜或腐败的鱼。

Q31 细菌性食物中毒的特征有哪些?

细菌性食物中毒的主要特征:①集体暴发多见,患者有共餐现象;②潜伏期短,突然发病,临床表现以急性胃肠炎为主,肉毒中毒则以眼肌、咽肌瘫痪为主;③病程较短,多数在 2 ~ 3 天内自愈;④多发生于夏、秋季。

Q32 细菌性食物中毒的典型表现是什么?

细菌性食物中毒的典型表现因类型而异。

①一般由活菌引起的感染型细菌性食物中毒多有发热和腹泻,如沙门氏菌食物中毒时,体温可达 38 ~ 40℃,还有恶心、呕吐、腹痛、无力、全身酸痛、头晕等。粪便可呈水样,有时有脓血、黏液。严重病例可发生抽搐,甚至昏迷。老、幼、体弱者若不及时抢救,可发生死亡。

②副溶血性弧菌食物中毒,起病急、发热但体温不高、腹痛、腹泻、呕吐、脱水、大便为黄水样或黄糊状,1/4 病例呈血水样或洗肉水样,病程 1 ~ 7 天多可恢复。

③细菌毒素引起的细菌性食物中毒,常无发热。葡萄球菌肠毒素食物中毒的主要症状为恶心、剧烈反复呕吐、上腹痛、腹泻等。

④肉毒中毒的主要症状为头晕、头痛、视力模糊、眼睑下垂、张目困难、复视,随之出现吞咽困难、声音嘶哑等,最后可因呼吸困难而死亡。患者一般体温正常、意识清楚。

Q33 为什么细菌性食物中毒的发病有明显的季节性?

此病多发生于气候炎热的季节,一般以 5 ~ 10 月最多。一方面由于较高的气温为细菌繁殖创造了有利条件;另一方面,这一时期内人体的防御能力有所降低,易感性增高,因而常发生细菌性食物中毒。体质较弱的病人、老人、儿童发病率较高,发生急性胃肠炎时症状较重,一般不会致死。

Q34 引起细菌性食物中毒的食品有哪些?

引起此类中毒的食品主要是动物性食品,如肉、鱼、奶和蛋类等;少数是植物性食品,如剩饭、糯米凉糕、面类发酵食品等。

Q35 细菌性食物中毒的常规处理办法有哪些?

细菌性食物中毒的常规处理方法如下。

①轻者,可卧床休息,多饮盐开水,密切观察病情变化。

②对有高热、中毒症状重、吐泻不止、脱水、休克等重症病人应进行抢救。静脉输入 5% 葡萄糖注射液和生理盐水,输液量依病情而定。注意酸碱平衡,酌情补充 5% 碳酸氢钠液或 11.2% 乳酸钠注射液等。有尿时补钾盐。应用抗生素。

③对症处理。高热者,可物理降温;烦躁不安者,可给水合氯醛 1 克或苯巴比妥 0.03 ~ 0.09 克,口服。

④肉毒杆菌食物中毒早期,应立即用水或 1∶4 000 高锰酸钾液洗胃,灌肠。安静卧床,注意保温。尽早使用多价抗毒血清。

Q36 如何预防细菌性食物中毒？

①购买鱼、肉、海鲜等生鲜食物时，首先要注意其新鲜度，若在超市购买，注意其贮藏柜是否够冷。购买鲜鱼时，要注意鱼的黑眼珠是否发亮，若眼睛充血，就不算新鲜了。

②鱼、肉、海鲜等生鲜食物购买后，尽快回家冷藏以保食物新鲜。

③为了避免熟食受到生食交叉污染，生食与熟食应该分开处理。同时，厨房里所用的刀及砧板，必须彻底洗烫干净，彻底消灭可能污染食物的细菌。

④烹调食物要煮至全熟才可食用，海鲜、鱼、肉类等食物，都尽量烹调至熟透再吃。

⑤不鼓励吃剩饭及剩菜。隔夜的饭菜营养素所剩无几，若真要吃，食前还要加热煮透。同时，冰箱并非保险箱，不应该把食物贮存在冰箱内太久。

⑥处理任何食物前，记得先把双手洗干净。

（十二）真菌性食物中毒

Q37 真菌性食物中毒有什么特征？

急性真菌性食物中毒潜伏期短，先有胃肠道症状，如上腹不适、恶心、呕吐、腹胀、腹痛、厌食、偶有腹泻等，以后依各种真菌毒素的不同作用发生肝、肾、神经、血液等系统的损害，如肝脏肿大、压痛，肝功能异常，出现黄疸、蛋白尿、血尿，甚至尿少、尿闭等。有些真菌（如棒曲霉菌、米曲霉菌）中毒易发生神经系统症状，导致头晕、头痛、迟钝、躁动、共济失调，甚至惊厥、昏迷、麻痹等。患者多死于肝、肾功能衰竭或中枢神经麻痹病。慢性真菌性食物中毒除引起肝、肾功能及血液细胞损害外，少数可以引起癌症。

Q38 真菌性食物中毒有哪些类型？

（1）**黄曲霉毒素中毒**　主要是黄曲霉菌含黄曲霉毒素，还有一些其他曲霉菌和青霉菌也含少许黄曲霉毒素。这些真菌主要寄生于花生、玉米、大米、小麦等谷物及油料作物中。急性中毒主要产生肝、肾损害，食欲低下，黄疸，1周左右死亡。慢性中毒可引起肝癌、肾癌。

（2）**黄变米中毒**　主要见于大米，也可发生在小麦和玉米，特点是米变黄色，由青霉菌引起。急性中毒表现为神经麻痹、呼吸障碍、惊厥等症状，可因呼吸麻痹而死亡。慢性中毒发生溶血性贫血，并可致癌。

（3）**灰变米中毒**　米外观为灰褐色，是由半裸镰刀霉菌引起，主要表现为胃肠道症状。

（4）**赤霉毒素中毒**　小麦变红色，急性中毒潜伏期10分钟至36小时，有恶心、呕吐、眩晕等症状，消失亦快。

（5）**霉变苕渣粉中毒**　由黄曲霉菌、桔青霉菌、黑曲霉菌、毛曲霉菌引起，表现为恶心、呕吐、不思饮食、面色潮红、皮肤出血、低热、腹胀、腹泻、头昏、无力、反射消失等症状。最后瞳孔散大，心率减慢，常死于呼吸、循环衰竭。

（6）**臭米面中毒**　发生在我国东北各省（霉玉米粉中毒发生

在我国西北），有毒真菌（镰刀霉菌和青霉菌属）污染所致。中毒症状：吐、泻、腹痛、头晕、头痛、精神不振，吐物多为咖啡色，粪便为黏液或血便，病后 2～3 天出现肝大、黄疸和蛋白尿。重者狂躁，抽搐，昏迷，黄疸加重，全身出血，血压下降，肝、肾功能衰竭而死。

（7）**霉玉米中毒** 为镰刀霉菌及青霉菌属引起，主要见胃肠道症状。

（8）**食物中毒性白细胞缺乏症** 首见于前苏联，由镰刀霉菌引起，表现为恶心、呕吐、呼吸加快。重者痉挛或心衰死亡，轻者经 3～8 天静止期后进入恶化期，白细胞下降，中性粒细胞减少，出现消化道溃疡和出血。

（9）**黑色葡萄穗状霉菌中毒** 中毒后先有流涎，黏膜充血；而后进入静止期，白细胞下降；再后体温上升，出现腹泻、脱水、黏膜坏死和出血重症，很快出现神经系症状，可于 72 小时内死亡。

（10）**霉变甘蔗中毒** 检出病原主要为串珠镰刀霉菌和节菱孢霉菌，其所产生的毒素可以刺激胃肠道黏膜，损害脑神经。潜伏期 15 分钟至 7 小时，多数在食后 2～5 小时内发病。首发症状有恶心、呕吐、腹痛、腹泻、出汗，继而出现头痛、头晕、狂躁、惊厥、昏迷、谵妄、失语等。主要体征有眼球震颤、双眼向上凝视、颈抵抗、腱反射亢进、病理反射阳性，脑脊液常规及生化检验无异常。急性期后少数患者留有后遗症，以椎体外系神经损害为主要表现。

Q39 **如何治疗真菌性食物中毒？**

此类中毒损害身体各种器官，主要治疗方法如下。

①尽快尽早洗胃、洗肠并服泻剂，洗胃可用1:2 000～5 000高锰酸钾溶液。若病人已发生呕血、便血，则洗胃、洗肠都应特别小心。

②补液以纠正脱水、酸中毒，治疗休克，但要注意心、肾功能。

③狂躁、惊厥、抽搐均属重症，应给甘露醇等脱水剂及镇静剂。对于霉变甘蔗中毒，更应及早应用脱水剂治疗脑水肿，加强脑血液循环，对促进病症恢复和预防后遗症均有良好功效。用高压氧以提高霉变甘蔗中毒患者的血氧含量，治疗重症脑水肿效果甚好，一般用2.5绝对压，面罩吸纯氧40分钟，每日1次，10次为1个疗程。

④对症治疗，如强心、止血、保护肝和肾等均应注意实施。加强护理，维持营养。

⑤对食入未经杀死真菌的食物应给予抗真菌药物。

⑥应用抗生素预防感染。

农村常见皮肤病

（一）单纯性疱疹

Q1 什么原因导致的单纯性疱疹？

单纯疱疹病毒（HSV）是最早发现的人类疱疹病毒，也是人类病毒性疾病中较为常见感染的病毒。一般经呼吸道、生殖器黏膜及破损皮肤进入体内，潜居于人体正常黏膜、血液、唾液及感觉神经节细胞内。单纯性疱疹是一种常见的传染性皮肤病，人为唯一的传染源。表现为皮肤黏膜成簇出现小水疱，常发生于面部或生殖器等部位，易复发。

Q2 单纯性疱疹的临床症状有哪些？

原发性单纯疱疹皮肤黏膜损害常需 2 ~ 3 周愈合，而复发性单纯疱疹的皮损大多于 1 周内即可消失。临床上分为局部感染和全身感染。

（1）局部感染

①皮肤疱疹　多见复发性疱疹或成年人初发性疱疹。发生于身体的任何部位，好发于皮肤黏膜交界处，以唇缘、口角、鼻孔周围等处多见。初起时局部发痒、灼热或刺痛，进而充血、红晕，后出现针头或米粒大小簇集水疱群，基底微红，水疱彼此并不融合，但可同时出现多簇水疱群（图5-1）。水疱壁薄，疱液清亮，

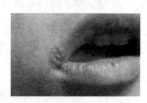

图5-1　疱　疹

短期自行破溃、糜烂、渗液，2～10天后干燥结痂，脱痂后不留瘢痕。

②口腔疱疹　表现为口腔黏膜、舌部、齿龈、咽部甚至食管出现大面积水疱，随之变为溃疡。患者局部疼痛、拒食、流涎，可伴发热及颌下淋巴结和（或）颈淋巴结肿大。儿童多见。

③生殖器疱疹　多见于生殖器、会阴、外阴周围、股部和臀部，出现疱疹、溃疡及点片状糜烂。男性多发生在龟头、包皮、冠状沟、阴茎，亦可累及阴囊；女性则多见于大小阴唇、阴蒂、阴道、宫颈，亦可累及尿道与周围皮肤。有肛交史、同性恋者可引发疱疹性直肠炎，继而出现肛周和直肠化脓性感染或腹股沟淋巴结炎。少数患者因发生骶神经根炎导致神经痛、尿潴留或便秘。

④眼疱疹　表现为单疱性角膜炎、结膜炎，大多为单侧性，常伴患侧眼睑疱疹或水肿及耳前淋巴结肿大。反复发作者可致角膜溃疡、混浊，甚至穿孔致盲。在新生儿和艾滋病患者全身播散性感染者中，可发生脉络膜视网膜炎或急性坏死性视网膜炎，常导致失明。

⑤疱疹性甲沟炎　是原发口或生殖器疱疹的一种并发症。病毒可经手指上皮破损处进入，或由于职业及其他原因而直接进入手指表皮内。疱疹病变常发生于末端指节，深入至甲床形成蜂窝状坏死，故局部疼痛剧烈，呈跳痛样，常伴有发热、肘窝和腋窝淋巴结炎。

⑥新生儿疱疹　因出生时接触生殖道分泌物而被感染。宫内感染的胎儿可早产，或先天畸形，或智力发育障碍。

⑦中枢神经系统感染　新生儿感染此病毒多数表现为中枢神经系统感染，年长儿和成年人少见。感染主要累及额叶和颞叶，

以出血坏死性脑炎为主。

⑧单纯疱疹性肝炎 主要见于原发性和继发性免疫力低下患者，易发生急性肝衰竭。主要表现为发热、肝酶增高、明显白细胞数减少症，可不出现疱疹性皮肤病。

（2）全身感染 全身播散性单纯疱疹感染，多发于6个月至3岁的儿童，亦可见于原发性或继发性免疫功能低下者，如艾滋病患者和器官移植患者。症状重者，多器官受累。初起时可表现为重症疱疹性口龈炎、食管炎、外阴阴道炎，高热，甚至惊厥，继而全身发生广泛性水疱，疱顶脐凹。同时，可发生病毒血症，引起疱疹性肝炎、脑炎、肺炎、胃肠炎及肾上腺功能障碍等内脏损害。病死率高。

Q3 怎么治疗疱疹？

（1）一般治疗 单纯性疱疹一般为自限性，不需特殊处理。小范围浅表处皮肤黏膜的单纯疱疹病损，可采用局部抗感染治疗，疼痛明显者可口服镇痛药。对病情严重者，尤其是重要脏器受累者，应给予全身性抗感染及相应的对症支持治疗。对于疱疹性脑炎，应积极防治脑水肿。生殖器疱疹患者病期应禁止性生活。

（2）抗病毒治疗 对皮肤黏膜和内脏器官感染，选用阿昔洛韦、泛昔洛韦、缬昔洛韦。对阿昔洛韦耐药免疫力低下的患者，可用西多夫为。重症患者予以阿昔洛韦静脉滴注，疗程10～14日。皮损处、眼疱疹可用阿昔洛韦滴眼液或眼膏，每日3～4次。忌用激素。

（二）疣

Q4 疣是一种什么病？

疣，俗称"瘊子"，是病毒感染的表皮良性赘生物，为乳头瘤病毒感染的，多数不会转变为癌症。临床分为寻常疣、扁平疣、跖疣、尖锐湿疣等。

Q5 疣病有哪些临床症状？

疣病症状主要表现为以下 5 种。

①寻常疣多见于儿童和青少年。好发于手指、手背、足趾、足背、足侧缘、甲周等处。皮损为绿豆至黄豆大小或者更大，圆形隆起性丘疹，呈黄色、灰色、褐色等，表面干燥，触之较硬，顶端有毛刺或呈花蕾状；数目不等，少则一两个，多则数十个。一般无自觉症状，病程慢性，可以长期不变，大约有 30% 的寻常疣能在 2 年内自行消退。有的皮损发生于眼睑、颈部、下颏部，呈一细长、单一、柔软的突起，顶端干燥，正常肤色或褐色，称为"丝状疣"。也有的在头皮部位，呈一簇参差不齐的手指样的突起，顶端有干燥角质（图 5-2）。

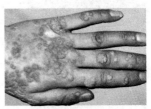

图 5-2 寻常疣

②好发于青少年，又称"青年扁平疣"，中医学称"扁瘊"。常见于颜面、颈部、胸部、手背、前臂、大腿屈侧等。典型皮损

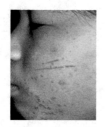

图5-3 扁平疣

为米粒至绿豆大小的扁平隆起性丘疹，圆形或椭圆形，表面光滑，质硬，正常肤色或淡褐色，多数突然发生，数目较多且密集。因有轻度的瘙痒而搔抓，之后皮损便可"自体接种"而呈串珠状排列。病程慢性，部分患者可以自行消退（图5-3）。

③跖疣是发生于足底的寻常疣。多见于运动员、经常赤脚者或者局部有外伤史者。皮损多在足底受压的跖部，为黄豆大小的发亮的丘疹，表面粗糙，界限清楚，边缘为稍高起的角质环。常

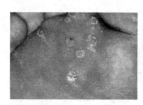

图5-4 跖疣

多个疣体相互融合，即"镶嵌疣"，或者在大疣周围有许多小疣，即"卫星疣"。跖疣局部看似平坦，其实"根基"很深，若用刀削去表面的角质层后，其下方有疏松的乳白色的角质软芯，可见毛细血管破裂出血而形成的小黑点，自觉疼痛、触痛明显（图5-4）。

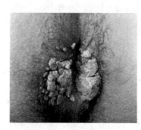

图5-5 尖锐湿疣

④尖锐湿疣，又叫"生殖器疣""性病疣"，是发生于生殖器或肛门部位的菜花状或乳头状的良性赘生物，为目前最常见的性传播疾病之一（图5-5）。

⑤疣状表皮发育不良时，此皮损是一种全身泛发性扁平疣样损害。患者往往自幼年发病，皮损好发于面、颈、手背及前臂等处，数目较多，广泛对称分布，严重者可以泛发全身，甚至口唇、尿道口部。典型为米粒至黄豆大小，暗红色、紫红色

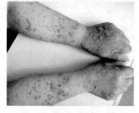

图5-6 疣状表皮发育不良

或褐色的扁平疣状丘疹，手足为大片角质增殖呈疣状。少数可恶变（图 5-6）。

疣病治疗采用冷冻、激光、电灼、刮除等方法。外用各种软膏，如氟尿嘧啶软膏、肽丁胺霜等，面部禁用。

（三）足　癣

Q6 足癣有哪些具体表现？

足癣不难诊断，但如果临床医生经验不足也会诊断错误，因为不是一种表现，分为水疱型（图 5-7）、间擦糜烂型（图 5-8）、鳞屑角化型（图 5-9）。

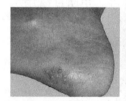 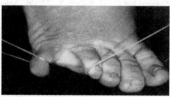 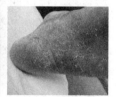

图 5-7　水 疱 型　　　　图 5-8　间擦糜烂型　　　　图 5-9　鳞屑角化型

Q7 足癣会引起其他症状吗？

足癣也可以出现并发症。

（1）足癣继发感染　出现患足红肿、脓肿，甚至蜂窝织炎等。

（2）足癣湿疹化　如果急性期用药过度、刺激等则会出现湿疹样改变，或水疱、糜烂、渗出等改变，甚至导致全身敏感性皮炎发作。

（3）癣菌疹 多见于急性活动期患者，局部丘疹、丘疱疹、小水疱等。重者泛发全身。

Q8 足癣的治疗要点和预防措施有哪些？

真菌喜欢潮湿环境，所以足癣容易反复发作。为避免出现足癣，鞋、袜要选择透气性好、吸水性高的材质，勤洗勤换，保持局部干燥。

治疗时分清急性损害和慢性损害，对症处理，疗程要足，至少 2～4 周。

（1）局部用药 急性期多见水疱型和糜烂型，先用 3% 硼酸等溶液浸泡，再用粉剂，患处干燥后再用抗真菌软膏类。不要刺激过度。慢性期多见鳞屑角化型，用软膏类即可。角质过厚用水杨酸或苯甲酸等软膏类。

（2）全身系统用药 用于症状严重者或局部症状重者，口服特比萘芬、伊曲康唑等药物。

（四）体　癣

Q9 什么是体癣？如何预防？

所有皮肤癣菌都能引起本病，红色毛癣菌是最常见的致病菌。

体癣是发生在除头皮、毛发、掌跖、甲板以外的平滑皮肤上的皮肤癣菌感染，多见于暴露部位，面部、上肢多见。股癣发生于腹股沟、臀部和肛周周围，实际是发生在特殊部位的体癣（图5-10）。预防体癣，①要养成良好的卫生习惯，注意个人卫生，勤换内衣及被褥，不与他人交叉使用。②要做好个人物品消毒。③要积极治疗手癣、足癣、股癣等。

人感染猫癣之后会出现圆形的癣斑，并伴随瘙痒、脱皮。基本是呈铜钱状，中间皮肤没事（图5-11）。接触患猫癣的猫要戴手套，用硫黄皂洗澡。平时不要再徒手接触猫的患处，应戴上手套。治疗：患处涂抹广谱抗真菌药物，美克、克霉唑、酮康唑都可以。酮康唑要慎用，里面含有皮质激素，对人和猫的肝、肾都有很大影响。不要用激素类药物，会导致皮肤和毛囊坏死。

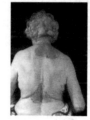 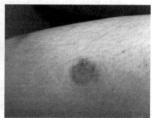

图 5-10 体　癣　　　图 5-11 猫　癣

（五）荨麻疹

Q10 荨麻疹是常说的"风疙瘩"吗？

民间俗称"风疙瘩"指的就是荨麻疹，是一种皮肤、黏膜血管性反应引起的局限性水肿（图5-12），很常见。病因很多，如食物、药物、感染、吸入物（尘螨、花粉、动物皮屑、羽毛等）、冷、热、

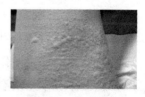

图 5-12 荨麻疹

日光、摩擦及压力、化学因素（酒精、美容剂、昆虫毒素等）、系统疾病（系统性红斑狼疮、风湿热等）、情绪激动等。

Q11 荨麻疹的临床症状有哪些？

荨麻疹表现为大小不等、形态不规则的苍白色扁平疙瘩，多时会融合成大片，伴有明显瘙痒，皮损多遍布全身。荨麻疹发病快，消落也快，一般24小时内可自行消退。儿童常合并发热和胃肠道症状，有些患儿还可合并手足、眼睑甚至整个面部出现局限性水肿。重者可出现过敏性休克。

Q12 治疗荨麻疹需要注意什么？

治疗荨麻疹应从3个方面着手。

（1）避免诱因 尽可能地找出发病诱因，并将之除去。如慎防吸入花粉、动物皮屑、羽毛、灰尘、蓖麻粉，避免接触致敏物，禁用或禁食某些对机体过敏的药物、食品和物品等。

（2）护理 荨麻疹比较顽固，发作期间需要做好相应的护理工作，不要搔抓，不要刺激皮肤，避免压力，多注意锻炼身体。同时，需要注意忌口，不要吃辛辣、海鲜等发物，可结合中药调理。

（3）治疗 目前常用氯雷他定、氯苯那敏、仙利特、孟鲁司特等药，配合口服维生素C，但这种疗法只是暂时控制病情，过后又会复发，反复发作，使身体的免疫力下降，增加病人的痛苦。改善过敏体质才能根治。

（六）血管性水肿

Q13 什么是血管性水肿？

此病又称巨大荨麻疹，是一种血管通透性增高所致的皮肤深层组织暂时性局限性水肿，可以累及黏膜下层，比较常见。有遗传性和获得性两种类型。

Q14 血管性水肿的临床症状有哪些？

如图 5-13，该病的典型表现是发生大片暂时性凹陷性肿胀，在数小时至 1 天左右消失，常累及眼睑、唇、舌、外生殖器、足等部位，皮肤的无痒性血管性水肿多见于面部及四肢等处。损害处直径数厘米或占一侧肢体，1 ～ 3 天消退，但易再发。可自儿童或青年开始，并反复发作至 40 余岁。也可发生在

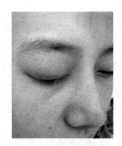

图 5-13 血管性水肿

口腔、喉部及胃肠和呼吸道黏膜。患者可因骤然发生的喉头水肿而死。可单独发生，也可与荨麻疹伴发。

治疗方法与荨麻疹相同。

（七）丘疹性荨麻疹

Q15 引起丘疹性荨麻疹的原因是什么？

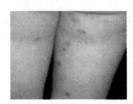

图 5-14　丘疹性荨麻疹

丘疹性荨麻疹称急性痒疹，是一种以风团样丘疹伴阵发性剧痒为特征的皮肤病（图5-14）。好发于儿童，春、秋季多见。主要是以节肢动物如螨、跳蚤、蚊子等叮咬为常见原因，也可以是食物或消化障碍引起。

Q16 丘疹性荨麻疹的发病特征是什么？

皮疹多发于躯干、四肢，群集或散在，为绿豆至花生米大小略带纺锤形的红色风团样损害。有的顶端有小水疱，有的发生后不久便成为半球形隆起的紧张性大水疱，周围无红晕，呈皮肤色、淡红色或淡褐色，有的是较硬的大丘疹，搔抓后呈风团样肿大。皮疹经 1～2 周消退，留下暂时性的色素沉着，但有新疹可陆续发生，使病程迁延较久。

治疗方法同荨麻疹。

参考文献

［1］于素之．人体解剖图谱［M］．天津：天津科学技术出版社，
1982．

［2］徐新献，王志坦，庄耀东．农村常见内科疾病用药必读［M］．
成都：四川科学技术出版社，2009．

［3］阎锡新，关继涛．变应性疾病防治指南［M］．石家庄：河北
科学技术出版社，2009．

［4］杨襄蓉．农村慢性病防治与调养［M］．成都：四川科学技术
出版社，2008．

［5］王集耀．内科学［M］．北京：人民卫生出版社，2005．

［6］王杉．外科与普通外科诊疗常规［M］．北京：中国医药科技
出版社，2012．

［7］贾建平．神经病学［M］．北京：北京大学医学出版社，2003．

［8］王建中．实验诊断学［M］．北京：北京大学医学出版社，
2003．

［9］巴建明，母义明，吕朝晖．甲状腺疾病［M］．北京：军事医
学科学出版社，2014．

［10］李娟，张剑勇，钟力．一本书读懂骨质疏松疾病［M］．郑
州：中原农民出版社，2013．

［11］张荣荣．农村常见外科疾病用药必读［M］．成都：四川科学技术出版社，2008.

［12］孙衍庆．外科学［M］．北京：北京大学医学出版社，2005.

［13］徐新献．农村常见急性中毒的防治［M］．成都：四川科学技术出版社，2008.

［14］李若瑜．皮肤病学与性病学［M］．北京：北京大学医学出版社，2004.